癌研模式

癌症标准手术图解

Cancer Surgery Standards
Operative Style of Cancer Institute Hospital, Japan

肺癌

〔日〕山口俊晴 〔日〕奥村　荣　**主编**

唐　淼　**主译**

U0239824

北京科学技术出版社

GANKEN STYLE GAN NO HYOJUN SYUJUTSU HAIGAN

© OKUMURA Sakae 2019

Originally published in Japan in 2019 by MEDICAL VIEW CO., LTD

Chinese (Simplified Character only) translation rights arranged

with MEDICAL VIEW CO., LTD through TOHAN CORPORATION, TOKYO

著作权合同登记号　图字：01-2021-5439

图书在版编目（CIP）数据

癌症标准手术图解. 肺癌 /（日）山口俊晴，（日）奥村荣主编；唐淼主译. -- 北京 ：北京科学技术出版社，2025. -- ISBN 978-7-5714-4229-3

Ⅰ．R730.56-64

中国国家版本馆CIP数据核字第2024QA9625号

责任编辑：张真真
责任校对：贾　荣
图文制作：申　彪
责任印制：吕　越
出 版 人：曾庆宇
出版发行：北京科学技术出版社
社　　址：北京西直门南大街16号
邮政编码：100035
电　　话：0086-10-66135495（总编室）
　　　　　0086-10-66113227（发行部）
网　　址：www.bkydw.cn
印　　刷：北京捷迅佳彩印刷有限公司
开　　本：710 mm×1000 mm　1/16
字　　数：255千字
印　　张：20
版　　次：2025年1月第1版
印　　次：2025年1月第1次印刷
ISBN 978-7-5714-4229-3

定　　价：180.00元

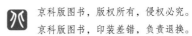

译者名单

主　译

唐　淼　日本京都路易斯·巴斯德医学研究中心

译　者

陈　昊　日本横滨市立大学附属医院

孟华川　中日友好医院

石　娟　卓正医疗（成都高新卓健门诊部有限公司）

王　娣　EPS Holding Inc.

庄晓桐　吉林省东临生物科技有限公司

写在本套丛书出版发行之际

关于标准手术，我有两点认识。一方面，标准手术不是一成不变的，而是随着医学的进步不断变化的。另一方面，手术基本原则的相关内容应该保留，这些内容在短期内不会有大的改变。

日本有关癌症手术的一些基本原则的确立是从 20 世纪 60 年代开始，以癌研有明医院外科的梶谷镮教授为代表，通过许多先辈的努力共同完善的。从单纯切除病灶开始，到合并系统性淋巴结清扫——根治性切除概念的普及，这些观念的改变在很大程度上提高了手术疗效。之后，学者们试图进一步扩大清扫和切除的范围，但手术疗效都没有明显提高，而这似乎暗示了作为局部治疗方法的外科手术已到了极限。现在我们已明确认识到，癌症一旦有一定程度的扩散，就早已不是局部疾病了，应该按全身疾病来处理。最具代表性的就是乳腺癌的保乳手术，从日益普及的术后整形、保留功能的手术方式也可以看出这一点。另外，随着抗癌新药的开发和放射治疗方法的进步，癌症治疗的原则也在一点点地改变。

大概从 2000 年起，学界以各学会或研讨会为中心，收集整理了癌症治疗的一些基本原则，并以癌症治疗指南的形式发布。在日本，最初是日本胃癌学会发布了《胃癌治疗指南》，随后各个肿瘤的治疗指南也相继公开出版。这套"癌症标准手术图解"丛书所讲述的肿瘤外科治疗原则，基本上也延续了这些指南的内容。

手术时必须明确局部解剖和病变的范围。目前影像学检查（如 X 线、 CT、MRI、超声等）的水平有了飞跃发展，外科医生在术前可更加精细地了解血管走行和肿瘤范围，进一步加深理解局部解剖的知识。另外，腹腔镜手术时医生可获得新的、放大的视野，因此腹腔镜下的局部解剖应该发展成为一个新的专科。总之，腹腔镜显示的精细局部解剖与常规手术时直视下所显露的完全不同，这也说明仅具备直视手术所需的解剖学知识是不够的。

本套丛书是由掌握了常规手术解剖和胸腔镜或腹腔镜下解剖知识的外科医生与绘画师合作完成的。因此，书中的图片所显示的不是单纯的形态，而是基于癌症手术原则的最新局部解剖的再现。对执笔者和绘画师的努力，本人在此表示由衷的敬意。

2005 年癌研所搬迁至有明医院时，工作人员从仓库中发现了 20 世纪60 年代梶谷镮教授的手术胶卷。虽然当时的电刀和缝合线都显得陈旧，但其中显示的梶谷镶教授施行癌症根治术的原则和我们现在的手术没有什么区别，对此我们都很诧异。

这套"癌症标准手术图解"丛书简单明了地显示了基于癌症外科手术原则的、变化不大的标准手术。我们确信，对学习癌症手术的医生来说，本套丛书至少在 10 年内仍有参考价值。

癌研有明医院

山口俊晴

2014年1月

卷首语

不被癌症吓倒的手术

当我第一次见到恩师梶谷镮医生时，他那炯炯有神的眼睛望向我的那一刻，我的身体不觉地僵持在那里，那一幕我久久无法忘怀。以前，恩师多次提到"癌症在狞笑"这句话。每当看到梶谷医生和大家一起与癌症"对峙"的身影时，我就会思考如何治愈我面前的患者。虽然有些夸大其词，但有段时间我的生活就是这样的：即使在熟睡中，我似乎都在想着手术的情景，起床后又投身到每日的手术工作。

在外科手术中，细节是无法都用言语来表达的。但通过直击本质的语言，可以将手术的详细情况再现。即使是在手术以外，也多亏有了这些语言才使得迷失的我看到了一缕曙光。非常幸运的是，我从众多前辈那里得到了很多人生格言，它们也是一直以来支持我心灵的话语。我于1966年从医学部毕业，结束实习后，于1968年进入熊谷市藤间医院外科部工作。初来乍到，我发现我们的外科部主任竟然是消化领域的癌症手术名医藤间弘行医生。他教导我们很多，从手术的合理性到如何使用手术剪，他告诉我们："癌症手术不是摘除什么，而应该是留下什么"。起初，我不太理解，到了第2年我终于明白了这句话的真正含义。正是受益于这句话，我立志成为一名癌症外科医生。直至现在，这句话也是让我可以游刃有余地进行手术的动力之源。

从1970年开始，我转至结核预防学会的结核病研究所附属疗养院（现为日本结核预防协会双十字医院）的外科工作。这里有日本胸外科最先进、最权威的技术，还有著有《肺段切除术》的盐泽正俊医生。盐泽医生教会了我通过阅读论文，从中获得知识后进行论证，以及"今后用自己的数据去说话"。不管是此后的学会演讲还是发表论文，我都一直告诉自己：这是为了在今后的临床工作中发挥作用。

1973年，在我现在的工作单位癌研有明医院，我遇到了被誉为消化领域癌症根治手术专家的梶谷镮医生。但他并没有针对手术的方法和技巧向我们讲解太多。尽管手术的流程是已经确定的，但我认为学生们在模仿手术方法的同时还应该有自己的见解。在恩师的话语中，我记忆最深刻的一句是"癌症在狞笑"。当时，根据癌症的病理情况进行适当手术还无法实现。现在回顾起来，那时是标准癌症手术盛行的时代。我在相信自己能做好手术的同时，想着恩师的这句话，心里还在不停地思考着这是否是最好的。直到现在，这句话对于外科医生，以及所有从事癌症诊疗、癌症研究的医疗界同仁来说，都是永远的课题。另外，恩师在他自己的头像上写着"做过失最小的手术"。如此德高望重的外科医生也依旧认为没有完美的手术，他留下的文字，对于读者来说不免增加了一份沉重感。作为一名外科医生，我深知没有完美的手术，每当想到恩师留下的这番话，我就告诫自己必须整理好自己的状态，用最好的状态做好今后的每一台手术。

梶谷医生成立癌症研究中心外科后，为了更好地发挥各领域的专业性，于1988年又分别成立了3个专门科室，即消化外科、乳腺外科和呼吸系统外科。我作为首任呼吸系统外科主任，在此后的日子里，全力以赴地与同事们一同努力进步。这次由第二任主任奥村荣亲自主持编写的、众人期盼已久的讲述癌研有明医院肺癌外科手术的书终于问世。本书包含了由梶谷先生传承给奥村前主任，再传承给文敏景新主任的宝贵经验，以及随后进一步发展的肺癌外科手术的精华。期望读者们能认真阅读，并在自己的手术实践中创造出更多的可能性。

癌研有明医院名誉院长

中川　健

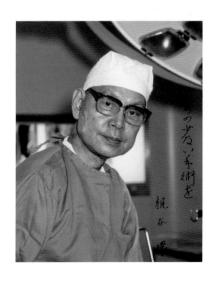

序

本书与其他手术相关书籍大不相同，不同之处在于本书介绍通过不同的手术方式（开胸术和胸腔镜外科手术）治疗肺癌的标准手术（肺叶切除术和淋巴结清扫术）的步骤和手法。

2008年，癌研有明医院的呼吸系统外科发生了巨大的变化。其变化是从虎之门医院经河野匡医生指导过的文敏景医生的到任开始的。文医生在日本做了3个月的访问学者（2005年10月—12月）后选择了来本院进修。在此期间，文医生来学习过本院中川健医生的肺癌手术方法（特别是淋巴结的清扫手法）。进修结束后的第2年，他对自己的不足之处进行思考和改进。2年后，他决定从2008年4月开始来癌研有明医院工作。在2008年之前，临床上基本采用的都是在胸腔镜下向上式的部分肺叶切除术。2008年之后，本院在虎之门医院研发的对面式的基础上进行了改良，从1个切口增加到了4个切口（癌研式），开始采用完全在腔胸镜下进行的肺叶切除和淋巴结清扫方式。此后，应用这种癌研式手术方式的比例还在逐年增加，在2017年前后达到85%。

特别是这些年，该比例的增加非常显著，其中重要的原因是中尾将之医生、松浦阳介医生和一濑淳二医生在学习了文医生的胸腔镜手术方法后可以在临床中独立完成这类手术。

自2008年，奥村医生接替中川医生担任主任，至今已11年有余。他在开胸手术过渡到胸腔镜手术的最佳时期担任科室主任。随着胸腔镜手术的增加，从2019年1月，本院可使用机器人进行肺叶切除手术，此时恰好由文医生来接任。

图1是2008年奥村医生担任主任第1年时呼吸系统外科医生们的合影。至2007年为止，在中川主任的带领下，呼吸系统外科的医生们与佐藤之俊医生（2007年起担任北里大学教授）相互交流学习。2008年奥村医生担任主任时曾给予坂尾幸则医生（图1第1排右侧）（2012年前为爱知县癌症中心中央医院呼吸系统外科主任，2018年起在帝京大学担任教授）很大的帮助。上原浩文医生（图1中2排右侧）自2015年担任帝京大学讲师，对推出胸腔镜手术尽心尽力。如果没有这3位医生的鼎力支持就无法构建现在的呼吸系统外科体制。他们真是难能可贵的同道。

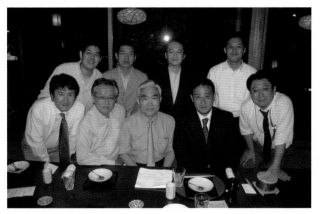

图1

　　我从1989年开始在癌症研究中心进修，中心被分为3个外科科室，即消化外科、乳腺外科和呼吸系统外科，我被分在呼吸系统外科。图2是当时呼吸系统外科的成员。除了中川先生的大弟子和奥村的师兄，已故的土屋繁裕先生（第1排左侧）和佐藤之俊先生（第2排右侧）以及在前病理部部长石川雄一医生的指导下撰写出有关肺癌微毛细血管英文论文的三好立医生（第2排中），都是当时的外科同事。我需要指出，很多同事都从第一任呼吸系统外科主任中川健先生的手术中学到了很多，并且在大家的共同努力下本书的原型才得以完成。

　　闲话至此。

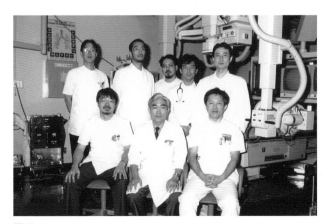

图2

现如今，在本院进行的肺癌手术，无论是开胸手术还是胸腔镜手术，都传承了中川健医生的手术思路和手法。本书尽可能以通俗易懂的文字和图片为大家进行介绍。

　　本院的手术并非最完美的手术，但可以肯定的是，在本院独特思路的指导下，手术方法已经相对成熟。希望本书可以给读者提供帮助。

　　手术时最为关键的是"熟虑断行"（图3），此话是已故的本院外科的奠基者梶谷镮医生的名言。当年他结束进修回到自己的医院后，给实习医生们写下了这4个字，并且在手术结束后又写下了"熟知病人方可为师"（图4）这样谦虚而又引人反省的文字。作为外科医生，请铭记这些话，并做好每一台手术。

奥村　荣

2019年5月

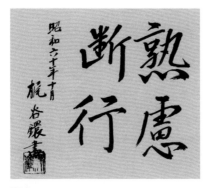

图3

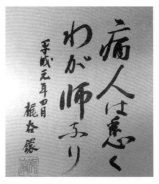

图4

目　录

Ⅰ . 围手术期准备

Ⅱ . 基本手法

1. 开胸术

2. 胸腔镜外科手术（VATS）

Ⅲ. 肺叶切除术

1. 开胸术

2. 胸腔镜外科手术（VATS）

Ⅳ. 淋巴结清扫

1. 概述

2. 开胸术

3. 胸腔镜外科手术（VATS）

Ⅰ. 围手术期准备

1. 门诊说明
2. 门诊手册 ——《接受肺癌手术的患者须知》
3. 护士对手术患者的职责
4. 关于出院

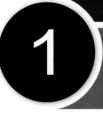

1 门诊说明

癌研有明医院呼吸系统外科　奥村　荣

门诊说明

初诊时的说明：检查目的和检查内容

● 检查目的是判断是否有患肺癌的可能性，检查内容包括确诊检查、影像学检查和全身基础检查。

① 确诊检查：CT检查、支气管镜检查和CT下肺活检。

② 其他部位影像学检查：脑部MRI、骨扫描、胸部X线片、上腹部CT、腹部超声和PET-CT检查（提供近期做过的脑部MRI和PET-CT等的检查报告）。

③ 全身基础检查：血液检查、ECG和肺功能检查等。

关于诊断结果和治疗方案的说明

● 其中，关于治疗方法，基于肺癌的进展程度和全身检查结果，经呼吸科会诊后，再到门诊选择治疗方法。

关于外科治疗方案的说明

● 针对决定使用外科治疗方案的患者，根据《接受肺癌手术的患者须知》（参见本书Ⅰ.2），需说明的事项如下。

● 肺癌的部位、癌组织的形状和肺癌进展程度。

● 手术方式：是开胸手术还是胸腔镜手术（图Ⅰ-1-1）。

● 手术方案：切除肺叶和清扫（切除）淋巴结等（图Ⅰ-1-2）。

● 通常情况下手术的过程和注意事项：参见本书Ⅰ.2。

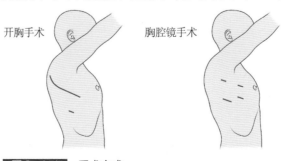

开胸手术　　　　　胸腔镜手术

图Ⅰ-1-1　手术方式

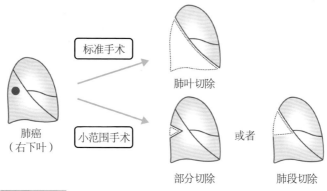

图 I-1-2 手术方案

住院说明和呼吸训练的说明

● 患者的住院流程（临床路径）（图 I-1-3），由护士进行说明。

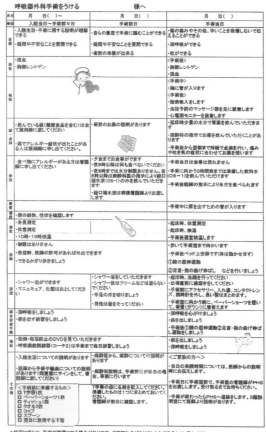

图 I-1-3 住院流程

译者注：此为癌研有明医院使用文件的原版样式，仅供参考。

Ⅰ. 围手术期准备

2 门诊手册——《接受肺癌手术的患者须知》

癌研有明医院呼吸系统外科　**奥村　荣**

《接受肺癌手术的患者须知》（图Ⅰ-2-1）是癌研有明医院呼吸系统外科为门诊患者提供的一本手册。第1版于2003年发行，2019年发行了第4版。发行本手册的最主要的目的是使患者了解一些关于“肺癌”的内容，消除对治疗方案（外科治疗）的担忧。内容按图Ⅰ-2-2所示的目录，由于以手术患者为对象，因此对手术及出院等相关内容的描述占据了相当多的篇幅。

与手术相关的事项：

①手术切口方式、开胸手术、胸腔镜手术。

②手术内容、切除范围、清扫淋巴结的原因和手术时间。

③关于胸腔镜手术。

④手术中的风险。

这本手册针对这 4项内容分别进行了详细说明。

此外，手册还对术前及术后的一般流程进行了说明，使患者可以对住院准备和手术准备的相关内容有初步了解。为了更准确地传达内容，笔者听取了其他医院参与肺癌手术的医生及接受过肺癌手术的患者的意见，修订了此版本。

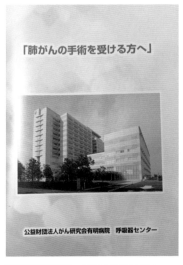

「肺がんの手術を受ける方へ」
公益財団法人がん研究会有明病院　呼吸器センター

图Ⅰ-2-1　手册封面的照片

	はじめに	1
1	肺のしくみとはたらき	3
2	肺がんとは	3
3	肺がんの原因	4
4	肺がんの統計	4
5	肺がんの分類	6
6	肺がんの進行度（病期）	8
7	肺がんの治療	9
8	手術について	11
9	術前・術後の経過について	16
10	術後合併症とその予防について	17
11	痛みについて	20
12	手術前の準備	21
13	麻酔について	22
14	退院に向けて	23
15	禁煙について	27
16	再発に対する考え方	28
17	臨床試験について	29
18	研究について	29
19	参考書など	30

图Ⅰ-2-2　手册目录的照片

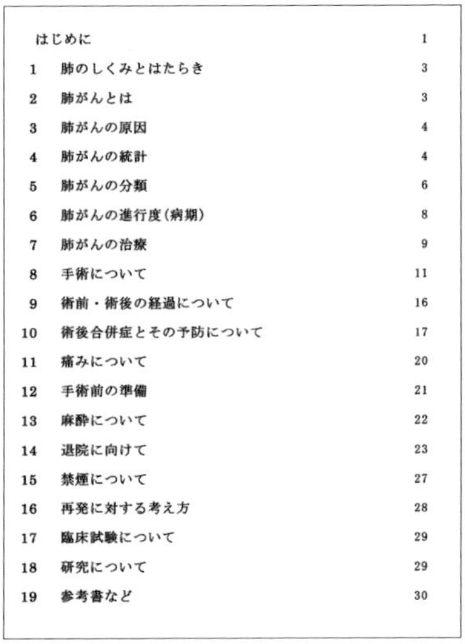

3 护士对手术患者的职责

癌研有明医院护理部　**五十岚友美**

手术治疗是一种会对人体造成一定损伤的治疗方法，甚至会导致患者出现生命危险，患者及家属都会在精神上出现极大的不安。为了减少这种情况的发生以及促进患者发生术后并发症后尽快恢复健康，护士的协助尤为重要。

门诊时的职责

在主治医师进行手术说明后，护士应收集患者的既往史、过敏史和家族史等信息，进行术前风险评估。对于有潜在高风险的患者，需要及时将其情况报告给主治医师及其他相关人员。术前，需要给患者提供住院流程须知（图Ⅰ-3-1），说明从住院到手术的流程；指导患者练习呼吸和排痰；为了帮助患者早日下床、早日康复，需要引导患者积极地配合。为了预防术后肺不张和肺炎，在确定住院日时就应在门诊告知患者进行呼吸练习，注意使用鼓励的方式，从住院前开始指导患者进行长时间吸气练习。

如果患者有吸烟史，则需要指导患者戒烟，当患者戒烟出现困难时需要报告给主治医师，根据情况可劝其进行门诊戒烟。患者入院时告知患者胸腔镜手术后至少2周、开胸手术后至少4周需要禁烟。

从入院到术前的职责

多数情况下患者在术前2天入院，入院当天由主治医师对患者和家属进行术前说明。若患者及家属出现强烈不安等情况，在征得患者及家属的同意后，护士可一同旁听，以确认患者和家属对说明内容的理解程度。根据各自的情况，医生可再次进行相关的手术说明，以减轻患者的不安情绪。

入院后，由护士进行住院流程说明，确认患者练习呼吸和排痰的情况。

术后职责

术后，护士主要对是否有并发症进行确认，如是否有出血、肺不张、脓胸、心律不齐和肺栓塞，随时观察临床症状及检查数值，出现细微变化时及早报告给医生是非常重要的。此外，护士应积极地协助患者进行术后康复练习，如提醒和陪同练习（如步行等），然后确认其练习情况。如果患者没有进行术后康复练习，可能是由于伤口疼痛妨碍了患者术后的诸多活动，根据患者的具体情况，可建议医生使用或更换镇痛药。

为了让患者尽早下床、避免发生并发症，护士应帮助其早日适应术后生活，以减轻患者回归社会时的不安，使患者安心回到自己家中。以上这些均需要护士为患者和家属提供协助和指导等。

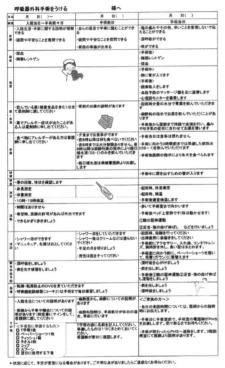
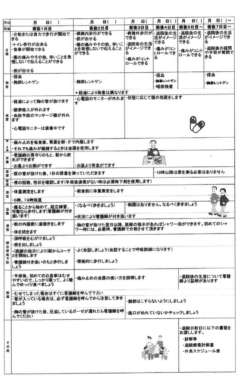

图Ⅰ-3-1 住院流程（临床路径）

译者注：此为癌研有明医院使用文件的原版样式，仅供参考。

参考文献

[1] 榮木実枝, 奥村　栄, 編. がん看護セレクション　肺がん患者ケア, 学研メディカル秀潤社, 2012, p140-69, p203.

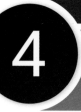

4 关于出院

癌研有明医院护理部　**森川由美子**

　　从入院时就应以让患者尽早出院为目标对患者进行护理。开胸手术后约10天、胸腔镜手术后约1周即可出院。鉴于高龄住院患者人数逐渐增加，应尽早让患者下床，并努力预防术后并发症，使患者出院后也可以没有顾虑地生活。所以从患者入院开始，护士就应与医生和其他医疗部门的工作人员协作进行持续护理，直到患者出院。

　　出院时，应提供给患者一本名为《出院后的生活》的小手册（图Ⅰ-4-1）。另外，在手术前，应给予患者《接受肺癌手术的患者须知》。

关于日常生活

● 工作、家务和运动

　　虽然很多患者希望可以早日回到工作岗位，但笔者建议患者在出院后至第一次门诊回访期间在家休养。体力恢复情况因人而异，不要勉强，可在休养的同时在家人的协助下做些力所能及的家务。

● 洗澡

　　由于洗澡相对消耗体力，建议患者出院后到第一次门诊回访期间进行短时间的淋浴即可。清洁伤口时，用肥皂轻轻地清洗即可。

● 乘坐交通工具

　　患者伤口无疼痛感时可以开车，需要乘坐有气压变化的交通工具（如飞机）前，需要与医生确认。

关于术后疼痛

　　术后的疼痛情况因人而异，结合患者术后的疼痛程度、持续时间和镇痛药的使用情况，患者可在医生的指导下进行自我管理。

关于术后干咳

　　术后会出现干咳的现象，其原因可能是支气管周围的淋巴结被切除后出现血供不足，进而引起了轻微的支气管炎。此外，干咳的其他原因还包括手术导致气道变形、气道内产生了紊流。干咳数月后症状可缓解，若症状加重，可给予镇咳药。

关于早期出现异常情况的处理

为了更好地把握患者出院后的恢复情况，通常要求患者在术后2周左右进行门诊回访。

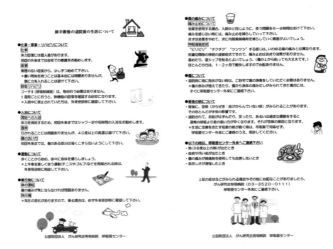

图Ⅰ-4-1 《出院后的生活》小手册（部分内容照片）

如果出现38℃以上发热、血痰或黏痰、伤口疼痛时使用镇痛药无效、呼吸困难加剧、伤口流脓或者发红等症状，应及时与呼吸科门诊联系。

门诊与其他岗位的关联性

对于独居、高龄、在日常生活中出现不安或需要注意呼吸状态的患者，为了使病房护士与门诊护士更好地把握患者的相关情况，他们也需要与其他岗位的工作人员一同进行住院、门诊信息沟通会议。此外，对于住院3天以内的上班族，应确认其是否需要从住院到出院及出院后的生活支持。对于需要社会支持的患者，出院后需要与患者及家属商量是否需要社会资源和当地相关人员的支持，以便患者可以安心地进行疗养。

参考文献

[1] 榮木実枝, 奥村 栄監修. 見てできる臨床ケア図鑑 がん看護ビジュアルナーシング, 学研メディカル秀潤社, 2015, p218.

Ⅱ. 基本手法
1. 开胸术

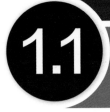

1.1 体位和开胸操作

癌研有明医院呼吸系统外科 **松浦阳介**

术前确认

● 确认患者有无开胸手术史，若有，手术方案和开胸方法需要再次确认。

● 了解患者是否有上肢上举受限。

● 根据患者的情况选择开胸方法。

手术步骤（以右侧为例）

以下为癌研有明医院的肺癌标准手术的开胸方法，即后侧方开胸法。

1 固定体位　　　　**3** 切开肌肉
2 切开皮肤　　　　**4** 从后侧方开胸

手术方法

1 固定体位（图Ⅱ-1-1）

● 患者呈侧卧位。对于健侧（下侧）的腋窝，为防止损伤皮肤，可在大转子处皮肤上涂护肤膏。

● 使用腋窝枕，使患侧的胸壁展开。

● 需要注意避免患侧上肢过度伸展和压迫。健侧上肢的压迫会导致臂神经丛受压。

● 骶骨和耻骨由侧板固定，腰部绑有绷带以固定下半身。

2 切开皮肤（图Ⅱ-1-2）

● 从肩胛骨内侧缘和胸椎棘突的中线，经过肩胛骨下角下方1横指半处，向腋前线方向做皮肤的轻微"S"形切开。

● 切开皮肤的长度为20 cm，也可以根据患者的情况做调整。

3 切开肌肉

● 进行血管结扎。此结扎线作为关胸时肌肉缝合的记号。

● 切断背阔肌和前锯肌（不切斜方肌和大菱形肌）。

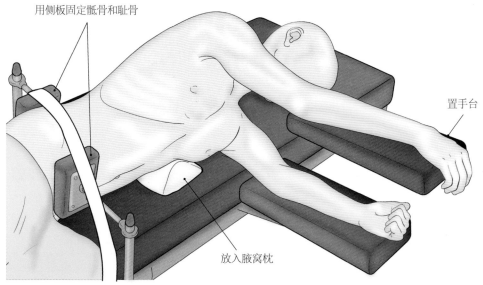

用侧板固定骶骨和耻骨

置手台

放入腋窝枕

图Ⅱ-1-1　固定体位

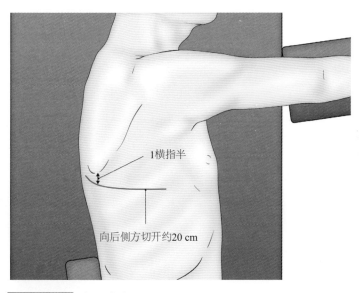

1横指半

向后侧方切开约20 cm

图Ⅱ-1-2　切开皮肤

4 从侧后方开胸

- 通常在第5肋间开胸并切断第5肋后部。
- 追加切断腹侧的肋间肌：直达至可以触及第6肋的肋软骨。
- 切断背侧的肋骨。
- 安装切口保护器（wound protector）后，安装开胸器，然后慢慢地开胸。

1.2 胸腔内观察和胸腔冲洗液的细胞学诊断（胸腔镜手术也适用）

癌研有明医院呼吸系统外科　**中尾将之**

胸腔内观察

- 进行开胸术时，对于术前CT显示或怀疑有胸腔积液或者转移，且容易出现向胸膜正下方转移的患者，切开切口后应首先用胸腔镜进行观察。

- 不展开肺部时，无法十分清楚地观察到叶间和纵隔侧，因此，使用胸腔镜时必须保留2个切口。可采用1个引流切口并在开胸预定线上留1个切口，或者在开胸预定线上留2个切口，在用胸腔镜移动肺部的同时，观察胸腔内的情况。

- 进行胸腔镜手术时，用最初留的2个切口对胸腔内进行同样的观察。若发现有可疑的转移性小结节，应立即对胸膜进行活检。

胸腔冲洗液的细胞学诊断

- 当判断可进行根治性切除时，可以开胸或者留4个切口。手术先按照常规操作进行，取胸腔冲洗液进行细胞学诊断。向胸腔内注入100 mL 生理盐水，尽可能回收后提交细胞学诊断。当诊断结果为阳性时，根据日本肺癌学会出版的《肺癌处理规约》将其定义为R1（cy+）。虽然被归为"存在镜下残留癌细胞"，但基本上还是按照常规的根治切除术来处理。

- 一般来说，阳性患者多数预后不良。癌研有明医院分析了1991—2009年在本院进行胸腔冲洗液细胞学诊断的病例，其中出现阳性患者的频率为3.6%，5年生存率为50.6%，可大致认为预后在pT3期。此外，对于阳性患者，原则上在关胸前使用蒸馏水进行5分钟的胸腔内浸泡冲洗，但其效果尚不明确。

- 关于胸腔冲洗液细胞学诊断为阳性的患者，是否进行术后辅助化疗，目前还没有足够的数据。在癌研有明医院，阳性患者与阴性患者一样，均根据其病理分期来决定术后辅助化疗方案。

参考文献

[1] Nakao M, et al. Prognosis of non-small-cell lung cancer patients with positive pleural lavage cytology. Interact Cardiovasc Thorac Surg 2015; 20: 777-82.

1.3 显露、剥离和切断血管的基本手法

癌研有明医院呼吸系统外科　**奥村　荣**

认识到肺动脉和肺静脉的硬度和结实程度各不相同（如是否能用镊子夹住，肺静脉可以用镊子夹住），是进行必要手术操作（剥离和切断）的前提。

肺动脉的处理

1 剥离肺动脉的基本手法

2 剥离肺动脉血管鞘时的考量和手法

3 切断肺动脉

处理肺动脉的基本手法

1 剥离肺动脉的基本手法（图Ⅱ-1-3）

有以下5个要点。

①不要夹住肺动脉壁。

②在血管的中央处纵向切开血管鞘。

③沿血管双向切开（图Ⅱ-1-3①②）。

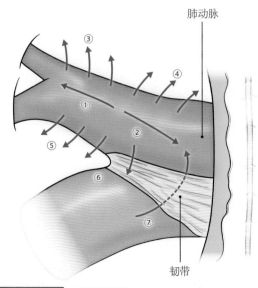

肺动脉

韧带

图Ⅱ-1-3　剥离肺动脉

④分别从中间向外侧（图Ⅱ-1-3③~⑥）和内侧方向剥离。

⑤切开后剥离对侧（深处）的血管鞘，请注意深处有淋巴结。

● 肺动脉前干的分叉部有朝向肺静脉的韧带组织将该分叉部遮挡住。该韧带相当于肺动脉干的标志，注意剥离后切断（图Ⅱ-1-3⑦）。

2 剥离肺动脉血管鞘时的考量和手法（图Ⅱ-1-4）

● 剥离血管鞘时1次就剥离至动脉壁的情况通常较少，剥离2~3次的情况较多。

● 剥离血管鞘时，需要认识到血管鞘的情况因人而异（开胸时皮下组织质地相对坚实的患者，其血管鞘一般也相对稳定）。

● 每层都使用剪刀剥离，确认只剥离开血管外面的血管鞘。

● 如果能一次性到达血管壁，接下来可夹住全层血管鞘进行剥离。

● 通过剥离的血管鞘牵引肺动脉转动，进行背侧的剥离（图Ⅱ-1-4①②）。用剪刀进行剥离即可。

● 切断肺动脉时只剥离背侧的血管鞘，请注意不是切断血管鞘。

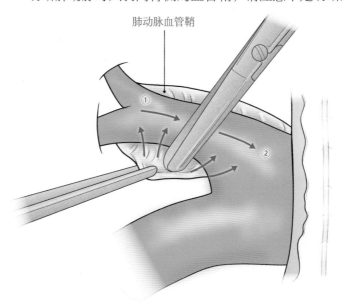

肺动脉血管鞘

图Ⅱ-1-4　剥离肺动脉血管鞘

3 切断肺动脉

● 切断肺动脉时是否使用吻合器，要根据医院设备情况或医生的意愿选择。

● 结扎时，因为肺动脉较粗，原则上需要做双重结扎。

● 对于直径在5 mm以下的分支，结扎1次即可，保证从结扎处到切断处有

4 mm以上的距离。

● 切断肺动脉后，需要意识到其背侧的肺动脉血管鞘深处的被膜覆盖着淋巴结（图Ⅱ-1-5）。当切除左下叶时，沿叶间肺动脉的血管鞘长轴切开，切断肺动脉支，叶间和下叶肺门的淋巴结同样被肺动脉的血管鞘覆盖（图Ⅱ-1-6）。

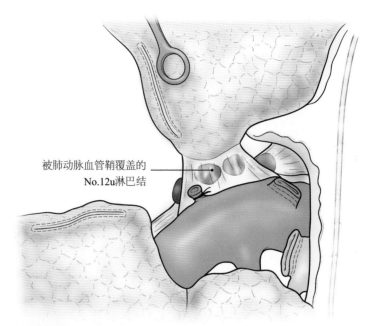

被肺动脉血管鞘覆盖的No.12u淋巴结

图Ⅱ-1-5 切断肺动脉（No.11s 淋巴结清扫后，No.12 淋巴结清扫前）

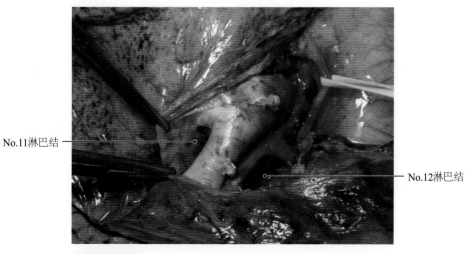

No.11淋巴结

No.12淋巴结

图Ⅱ-1-6 叶间和下叶肺门的淋巴结（切除左下叶时）

肺静脉的处理（以右上叶肺静脉为例）

1 剥离肺静脉血管鞘时的考量和手法   **4** 从静脉周围暴露到心包的注

2 切断肺静脉   意事项

3 切断肺动脉和肺静脉的顺序

处理肺静脉的基本手法

1 剥离肺静脉血管鞘时的考量和手法（图Ⅱ-1-7，Ⅱ-1-8）

- 手法与剥离肺动脉血管鞘的手法基本相同，但有些处理不同。
- 与肺动脉不同的是，肺静脉的血管壁本身虽然很薄但富有弹性，即使被夹住也不用担心破裂。具体操作如下。

①剥离肺静脉时，从根部靠近心包处开始并向远端进行剥离（图Ⅱ-1-7①~③）。

②确认从肺静脉的中央到末端需要剥离的分支数（注意末端的小静脉）。

③在肺静脉的颅侧和尾侧边缘，牵引包裹背侧的血管鞘的同时，慢慢地进行背侧的钝性剥离。在慢慢剥离背侧时需要注意，应牵引剥离的V3侧血管鞘，使其背侧尽量变平，以便插入肺门剥离钳（图Ⅱ-1-8）。插入时，应有意识地向V1中枢侧（心包侧）插入。如朝向末端，有可能碰到V2的血管壁（图Ⅱ-1-8）。

2 切断肺静脉（图Ⅱ-1-9）

- 开胸时，切断肺静脉并用1-0缝线将肺侧结扎后，中枢侧用吻合器切断。肺侧应分成2支结扎，以避免脱落。

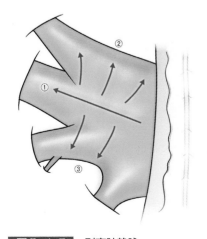

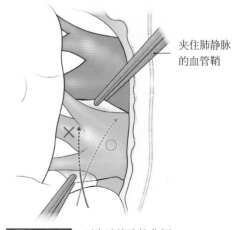

夹住肺静脉的血管鞘

图Ⅱ-1-7 剥离肺静脉   图Ⅱ-1-8 剥离肺静脉的背侧

- 使用吻合器时，应有意识地将其放在使保留的肺静脉断端较短的方向上（图Ⅱ-1-9 ○）（切除右肺上叶时）。
- 为了方便插入吻合器，可事先穿过彭罗斯引流管。

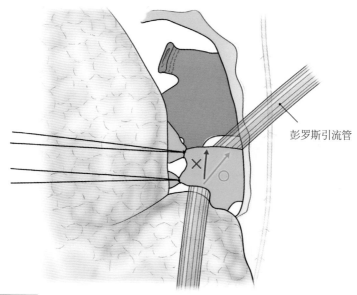

彭罗斯引流管

图Ⅱ-1-9　切断肺静脉

3 切断肺动脉和肺静脉的顺序

- 笔者认为先切断哪一条血管都可以。在以前的开胸术中，先切断肺动脉。
- 不管是哪类血管，笔者认为在剥离结束后，在可能的情况下逐次进行切断即可。
- 为防止癌细胞因手术操作进入全身血液循环，可考虑优先切断肺静脉。但需要注意的是，对于胸壁粘连的患者和支气管动脉发达的患者，如果先行切断肺静脉，会导致淤血的发生。

4 从静脉周围暴露到心包的注意事项

- 在伴有分叉部清扫的肺叶切除术中，在暴露要切断的肺静脉时，应尽可能地将所谓的"肺静脉间组织"向分叉部一侧剥离。在癌研有明医院中，这种"肺静脉间组织"被认为是与分叉部清扫的同侧末端相关联的。
- 该空间的腹侧面由心包（①）、右下肺静脉的颅侧（②）、中叶肺静脉腹侧（③）和下叶支气管壁（④）这4条边构成（图Ⅱ-1-10）。
- 剥离时的注意事项：切掉图Ⅱ-1-10①处的心包后，将心包面尽可能剥离到分叉部。当进入心包外层时，会感到剥离非常顺利。在其颅侧（靠近中叶肺静脉）和尾侧（靠近下肺静脉）确认静脉上升支。从心包侧向下肺静脉和中叶肺静脉的肺侧剥离。

- 若从肺侧向心包侧剥离图Ⅱ-1-10的 ②③，有进入心包腔内侧的可能性，可导致心包被打开。

- 对于支气管壁，只要能确认腹侧的支气管壁即可。

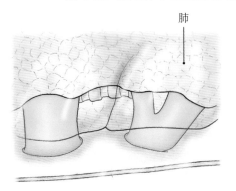
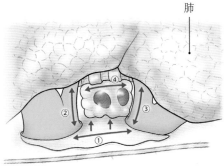

被肺组织覆盖时　　　　　　　　　　　　　显露状态

图Ⅱ-1-10　　"肺静脉间组织"

手术技巧

肺静脉的心包移行部（图Ⅱ-1-11）

在一些病例中，在肺静脉贯穿心包的部位，心包的边界几乎可以完全确认。对于这种患者，当术者试图从静脉侧剥离到心包时，可能进入心包的内侧（图Ⅱ-1-11箭头），导致心包腔开放。而对于可以清楚识别心包腔的患者，因为其心包的边缘可以用止血钳牵引，在清除分叉部时对扩展视野非常有用（参见本书Ⅳ.2.9和Ⅳ.2.13）。

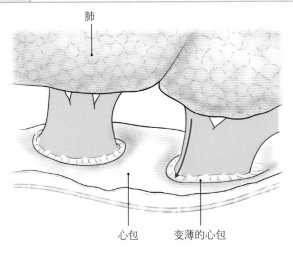

心包　　　变薄的心包

图Ⅱ-1-11　　肺静脉的心包移行部

1.4 情况紧急时肺动脉的处理方法

癌研有明医院呼吸系统外科　奥村　荣

情况紧急时保护右肺动脉干的方法

从上叶肺静脉的腹侧，切开心包至肺动脉的方法

- 当肺动脉的分支附近有浸润，希望肺动脉分支向中枢侧的剥离距离足够长时，若在上叶肺静脉的前面切开心包，被上腔静脉覆盖的肺动脉干就更容易显露。此外，上腔静脉容易向左侧压迫，与不切开心包时相比，切开后更有可能露出中枢侧的肺动脉干。

- 该方法与在上腔静脉和主动脉间切开心包至肺动脉的方法相比，其特征在于从周围组织剥离肺动脉干更容易。该方法可保护中枢侧的肺动脉干。

- 具体流程如下。

①在上叶肺静脉的腹侧切开心包（图Ⅱ-1-12），可确认心包内的上腔静脉。

②在上腔静脉背侧可确认肺动脉干，切断肺动脉的血管鞘并与上腔静脉进行剥离。

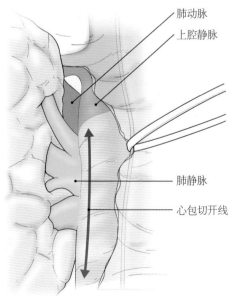

肺动脉

上腔静脉

肺静脉

心包切开线

图Ⅱ-1-12　切开心包

③在肺动脉干的颅侧和尾侧，将其血管鞘沿长轴方向切开（**图Ⅱ-1-13**），然后向末端进行剥离。

该部位的血管鞘和肺动脉壁结合得不够紧密，所以用手剥离也相对容易。

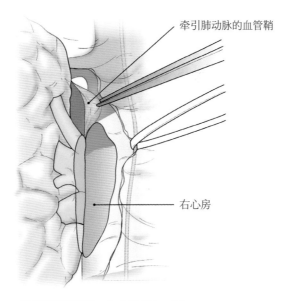

牵引肺动脉的血管鞘

右心房

图Ⅱ-1-13　向末端进行剥离

④剥离肺动脉干全周后，用手进行中枢侧的剥离（**图Ⅱ-1-14**）。

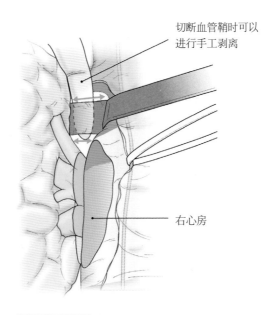

切断血管鞘时可以
进行手工剥离

右心房

图Ⅱ-1-14　用手进行中枢侧的剥离

⑤在右肺全切除的情况下，无须查看肺动脉上干的分支即可插入2根彭罗斯引流管（图Ⅱ-1-15），使用吻合器切断中枢侧与末端之间连接的部分。两者间相隔5 mm以上时，中间连接的部分是完全可以切断的。

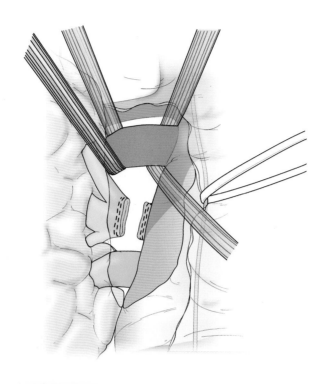

图Ⅱ-1-15　穿过彭罗斯引流管

从上腔静脉和主动脉之间向肺动脉干剥离

此方法的好处是可达右肺动脉干的左右分叉部附近的根部。但是，通常从后侧方开胸时，即使将皮肤切口延长至腹侧，术野也非常不好。

● 心包的大致处理方法如下。

①在上腔静脉和主动脉间纵向切开心包，从颅侧向背侧连续切开。

②在上腔静脉的肺侧（右侧）确认肺动脉干的下端后，从上腔静脉开始剥离，背侧和左侧的剥离均用手指［可快速完成（图Ⅱ-1-16）］。

③将背侧的心包从颅侧向尾侧切开，直至肺动脉干的正面（图Ⅱ-1-17 ➡ ）。

④心包内的上腔静脉用彭罗斯引流管扎紧并向肺侧牵引。

⑤在切开心包的背侧处确认肺动脉，用手剥离上腔静脉侧。先确认上腔

静脉的肺侧剥离空间（图Ⅱ-1-17 ①），然后向心脏侧扩大剥离范围（图Ⅱ-1-17 ②）。从上叶肺静脉腹侧切开心包的方法可保护心脏侧的肺动脉。当从右上叶肺动脉到心脏侧有出血点时，应毫不犹豫地使用此方法。

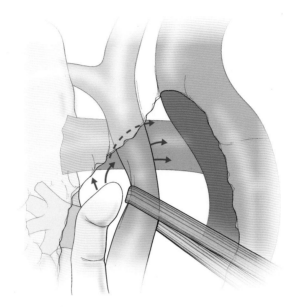

图Ⅱ-1-16　剥离肺动脉和上腔静脉（用手指）

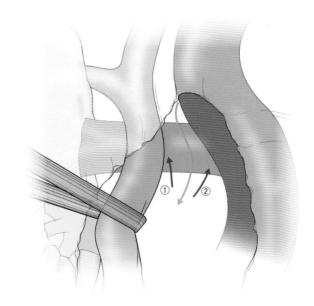

图Ⅱ-1-17　切开心包并剥离肺动脉

⑥在上腔静脉和主动脉之间将已经被全周剥离的肺动脉用血管带做双重结扎，使其可以随时被闭塞（**图Ⅱ-1-18**）。采用血管带双重包扎闭塞的方法，或用彭罗斯引流管边固定边牵引并用血管钳夹住的方法均可（参见图Ⅱ-1-21）。

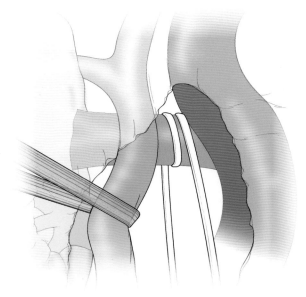

图Ⅱ-1-18 用血管带做双重结扎

情况紧急时保护左肺动脉干的方法

剥离A3根部和中枢侧的A1和A2时，对于病变发生淋巴结转移等导致其肺动脉与周围粘连较严重的患者，一定要将中枢侧和末端侧的肺动脉干扎紧（心脏侧用彭罗斯引流管固定，末端侧用血管带固定）后再剥离。但也有可能遇到意外出血的情况。这时请不要慌张，先进行正确止血，并考虑保护肺动脉。在止血的同时，考虑在何种程度上安全地保护中枢侧肺动脉尤为重要，可考虑采用以下2种方式。

保护左肺动脉干的2种方式

①不切开心包，在动脉韧带的末端加以保护。这种方法适用于A3分支到心包有一段距离的情况。

②切开心包，在动脉韧带的中枢侧加以保护。这种方法适用于A3分支到心包距离很短的情况。

一次止血的技巧

- 当发生意外出血时，首先从肺部进行按压（图Ⅱ-1-19）。可单手插入时，也可用手指按压止血。
- 从肺的心脏侧开始按压并逐渐将按压范围缩小，用纱布或者平整的棉签按压，最好可以稍微看到出血部位周围的肺动脉壁。如果看不到，继续按压肺部即可。

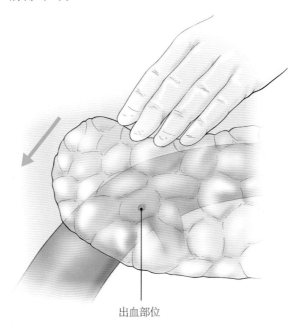

出血部位

图Ⅱ-1-19　按压肺部以止血

- 如果肺部本身受到按压而从A3根部附近出血，是因为其中枢侧的肺动脉壁因在按压点附近而不能露出。此时切勿犹豫，应立即切开心包，切断心包内的肺动脉。另外，此时进行心包切开的好处是，通过牵引（图Ⅱ-1-20）已切开的肺侧心包，可避免对出血部位的按压过度偏向中枢侧。

使用棉签按压时的注意事项

- 严禁强力按压。
- 按压方向最好垂直于血管。
- 向中枢侧按压时很容易发生偏离，过度按压导致的最坏情况为中枢侧血管破损扩大。

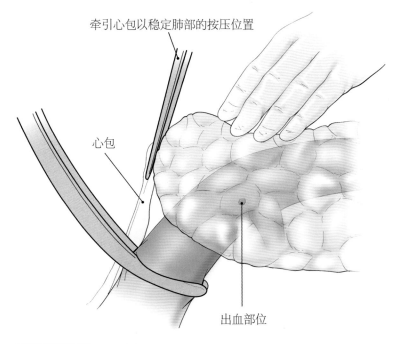

牵引心包以稳定肺部的按压位置

心包

出血部位

图II-1-20　牵引心包

保护中枢侧的左肺动脉干的步骤（不需要切开心包）

①确认A3分支后，暴露其中枢侧肺动脉的正面，首先将其正面尽可能地剥离至心包翻转部。

②一边夹住切开的肺动脉血管鞘的颅侧，一边进行中枢侧肺动脉的剥离。而对于肺静脉，则应夹住血管鞘从尾侧进行剥离（切开血管鞘的颅侧和尾侧后，迅速用手指进行背侧的剥离）。

③当全周剥离完成时，可以用彭罗斯引流管缠绕1圈，以确认可以进行多大程度的牵引（图II-1-21）。

④为了进一步保证颅侧的剥离距离，需要切断动脉韧带。

保护心包内的肺动脉（图II-1-22）

①在上肺静脉正面切开心包，注意要切开至肺动脉的颅侧。

②用2把止血钳在肺动脉和上肺静脉水平牵引肺侧的心包。心包的牵引既可压迫出血点，也可防止其向中枢侧移位（图II-1-20）。

③在条件允许的情况下，可切开肺动脉周围的心包，向末端侧暴露肺动脉壁（图II-1-22①），切开上肺静脉间的心包长轴，向肺动脉的背侧进行剥离（图II-1-22②），这一步操作可以用手完成。也可从相对容易的颅侧开始进

行全周剥离。

　④为了可以随时固定血管钳，可用彭罗斯引流管扎紧。

血管钳（DeBakey 钳）的使用方法

　　因左侧肺动脉根部的背侧有左支气管主干，所以用手指夹住肺动脉干即可触诊深处的左支气管主干的硬度。从腹侧用血管钳前端按住以分开背侧的支气管。

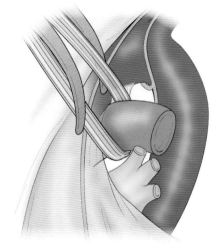

图Ⅱ -1-21　穿过彭罗斯引流管后夹闭

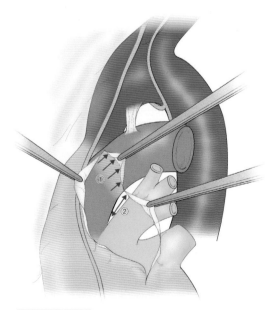

图Ⅱ -1-22　保护心包内的肺动脉

肺动脉干全部切断的方法

▰ 待机式全阻隔的情况

- 用第23页所述①②中的任意一种方式保护肺动脉后，用双层血管带将其固定好，牵引后全部阻隔。

- 在已保护好的肺动脉周围插入彭罗斯引流管，其中一侧插入血管钳，用彭罗斯引流管将肺动脉全部阻隔。轻轻牵引彭罗斯引流管，确认已经阻隔。也有使用连在一起的彭罗斯引流管和血管钳的情况（图Ⅱ-1-21）。此时所使用的血管钳为DeBakey钳（请确认手术台上已提前备好）。

▰ 意外出血时保护肺动脉并确认其是否被夹住

- 在未能确认保护好肺动脉干的情况下，如果发生意外的肺动脉出血，如前文所述，要确保进行有效的一次止血。

- 止血时要考虑在哪个层面上可保护肺动脉。如果感到犹豫不决，就应该切开心包来保护。切开心包的好处是，在离出血点较远的地方也可保护血管，牵引切开肺侧的心包，有可能使按压部位向中枢侧移位（即在靠近心脏的远端进行按压也可）。

- 切开心包后，可看到心包内大部分肺动脉。即使不剥离和显露其背侧壁，通过将其压迫到背侧的支气管上也可实现全部阻隔。

- 意外出血发生在切开心包后，未按照前文所述进行全部阻隔，心包外的肺动脉干可用手指把持住，但不能将深处的最后一层结缔组织盲目切断。如前文所述，用止血钳按压深处的支气管可发现心包内的肺动脉更明显且更容易被阻隔。

1.5 左肺动脉的延长与动脉韧带的切断

癌研有明医院呼吸系统外科 　奥村　荣

　　本方法的适应证为左肺门部的浸润已累及心包外的左肺动脉根部。根据出血情况，可保护中枢侧时，则不需要切断动脉韧带。但在左全肺切除术中，为了在肺动脉的中枢侧和末端之间使用TA（TX）型吻合器将其切断，有时也需要切断动脉韧带。为了能使血管壁在切断肺动脉时无张力，需要使肺动脉延长并进行剥离。

肺动脉延长的步骤

1 切开心包

2 牵引肺侧心包的边缘

3 在肺动脉正面切开心包反折处，暴露肺动脉壁正面

4 在中枢侧剥离围绕肺动脉的心包

5 切开肺动脉和上肺静脉之间的心包，从中间剥离肺动脉的背侧

6 也需要从肺动脉的颅侧进行剥离，直到全部剥离完成

肺动脉延长的手法

1 切开心包

- 通过上肺静脉的示踪，切开心包，从颅侧延伸至肺动脉的颅侧，尾侧延伸至静脉之间的水平。

2 牵引肺侧心包的边缘（图Ⅱ-1-23）

- 切断肺侧的心包，用止血钳牵引肺动脉和左上肺静脉。

3 在肺动脉正面切开心包反折处，暴露肺动脉壁正面

- 在肺动脉正面确认心包的反折处，沿着肺动脉切开心包（图Ⅱ-1-23①），暴露肺动脉。可在肺侧进行约1 cm的剥离（图Ⅱ-1-24）。

4 在中枢侧剥离围绕肺动脉的心包

- 切开中枢侧覆盖肺动脉的心包（图Ⅱ-1-23②），暴露肺动脉壁。

5 切开肺动脉和上肺静脉之间的心包，从中间剥离肺动脉的背侧

- 延长切开肺动脉和上肺静脉瓣膜所在凹陷处的心包（图Ⅱ-1-23③），剥离肺动脉的背侧。充分切开心包时，可用手从背侧向颅侧进行剥离。

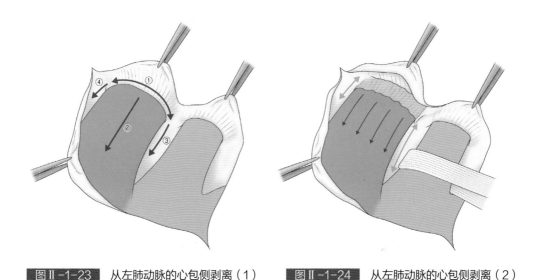

图Ⅱ-1-23 从左肺动脉的心包侧剥离（1）　　**图Ⅱ-1-24** 从左肺动脉的心包侧剥离（2）

6 也需要从肺动脉的颅侧进行剥离，直到全部剥离完成

- 同样地，在肺动脉的颅侧延长心包切口（图Ⅱ-1-23①～④），在颅侧用肺门剥离钳等剥离后，游离全周。在剥离的部位用彭罗斯引流管固定牵引，在术野的深处可确认朝向右肺的肺动脉干。
- 在进行完这一系列操作后，可以纵向切开肺动脉前面的心包并向肺侧打开，这样可以在同一视野下长时间观察心包外的肺动脉和心包内的肺动脉（图Ⅱ-1-25）。如果病变在肺门附近，切开的肺侧心包将成为重要的屏障，因此应保存，需要通过从心包内侧剥离的肺动脉进行切断。

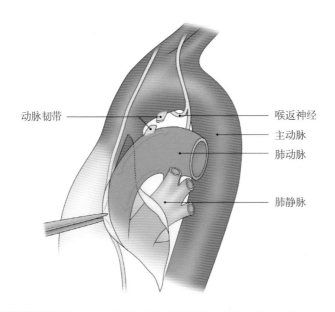

动脉韧带 —————— 喉返神经
                     主动脉
                     肺动脉

                     肺静脉

图Ⅱ-1-25　左肺动脉的延长（沿着肺动脉纵向切开心包）

动脉韧带的切断

■ 在心包外切断

- 心包外切断时，需要在肺动脉上缘切开胸膜。前提是该部位没有淋巴结转移和病变。
- 确认喉返神经。在其腹侧一定有被结缔组织覆盖的动脉韧带。
- 一旦切除动脉韧带周围的纤维结缔组织，即可确认动脉韧带。动脉韧带本身是略呈白色的无结构条索状物。
- 如剥离长度为1 cm，则将动脉韧带的主动脉侧结扎，用止血钳夹住肺动脉侧并将其切断后，将肺动脉侧结扎。

■ 切开心包后的切断

- 动脉韧带附近存在淋巴结转移时，不能切开病灶处的胸膜。进行No.5、No.6淋巴结的上纵隔清扫时，需要直接进行肺门的剥离。对于这样的病例，如果需要切除该韧带，则必须在切开心包后从该处切断动脉韧带。

心包切开后动脉韧带的切断（图Ⅱ-1-26）

①切开心包。

②进行肺动脉延长。

③如从肺动脉的颅侧进一步向末端侧剥离，可剥离至动脉韧带。

④沿着动脉韧带剥离周围的结缔组织，确保剥离长度为1 cm。

⑤在动脉韧带的背侧，用肺门剥离钳进行剥离，与前面的剥离长度相同，也为1 cm。

⑥将肺动脉侧结扎、切断，主动脉侧用止血钳夹住。切断后主动脉侧也需要结扎。

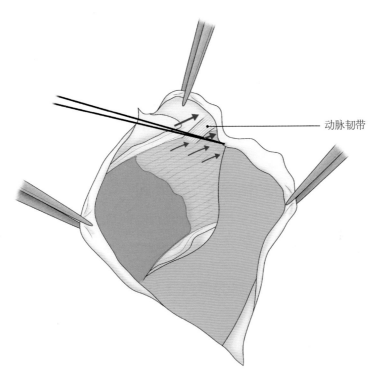

动脉韧带

图Ⅱ-1-26　心包切开后动脉韧带的切断

1.6 切断叶间的基本手法

癌研有明医院呼吸系统外科　奥村　荣

● 根据右肺和左肺的叶间肺动脉是否能露出，切断叶间的难易程度不同。

● 叶间切断的关键是在何处能确认肺动脉。在右肺，当在叶间无法确认肺动脉时，根据切除肺叶的部位不同，最初能确认的肺动脉部位也不同。与此相对，在左肺，走行在肺门背面并被上、下叶间的背侧纵隔胸膜覆盖的肺动脉，大多数可从同一部位确认。

● 在癌研有明医院，胸腔镜手术中被称为"前方进路"的方法是从腹侧依次显露B8和A8，尽可能切断腹侧的叶间，然后在向中枢侧剥离肺动脉的同时进行叶间切断。

● 开胸手术时可确认B8，但很难确认在其深处（肺侧）蜿蜒走行的A8。即使是开胸手术，事先确认B8的壁对于切断腹侧的叶间也是必要的。

在叶间能确认肺动脉的情况下切断叶间

几乎所有的患者都可用吻合器进行叶间切断。各肺叶切除时的注意事项，将在本书各肺叶切除的相关部分介绍。

在叶间处无法确认肺动脉的情况下切断叶间：从哪里可以确认肺动脉？

■ 切除右上叶时

切断右肺动脉上支和上叶肺静脉后，可确认肺动脉干（中枢端）。

在No.11淋巴结尾侧，确认A6中枢侧的主干（末端）。

■ 切除右中叶时

从上叶肺静脉背面的A5侧根部向主干方向进行确认（中枢端）。

在腹侧，确认A7后再转向中枢侧（末端）。

■ 切除右下叶时

在No.11淋巴结的尾侧，确认A6中枢侧的主干（中枢端）。

在腹侧，确认A7后再转向中枢侧（末端）。

■ 切除左侧肺叶时

在肺门背侧可确认肺动脉干。

在下肺静脉上缘确认B8后，露出深处的A8（前方进路）。开胸时可确认B8，但暴露深处的A8有一定的困难。

叶间的切断方法

■ 吻合器

在本书各肺叶切除的相关部分中会介绍使用时的注意事项。

■ 匍匐前进法

剥离肺动脉血管鞘和肺动脉，用直角钳贯通至外侧的胸膜，把残存的肺侧结扎并切断。

通常随着肺组织的厚度逐渐增加，从血管鞘到外侧的肺胸膜处可能不会一次性贯通。此时，应进行2列贯通结扎。简而言之，即从肺胸膜侧到肺动脉鞘进行两等分，分为从肺胸膜侧到肺实质的中间部和从肺实质中间部到肺动脉鞘的部分（图Ⅱ-1-27A、B）。

若肺组织更厚，在此基础上进行3列肺实质结扎也是有可能的（图Ⅱ-1-27C，Ⅱ-1-28）。

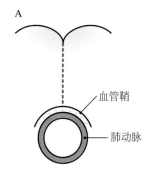
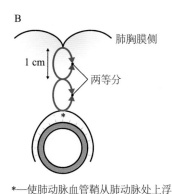
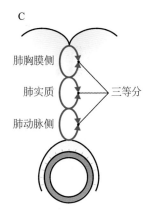

*—使肺动脉血管鞘从肺动脉处上浮

图Ⅱ-1-27 匍匐前进法

手术要点	在进行肺门和叶间淋巴结清扫之前，应尽可能地完成叶间的切断。其最主要的原因是切断叶间后的淋巴结清扫可看到淋巴结的全貌，这样更容易进行清扫。

在预处理支气管时切断叶间的优点与缺点

■ 优点

切断叶间可使术后发生肺瘘的可能性减小。在分叶不良的患者中，为了确认肺动脉，必须切开肺实质，因为这样的部位常有可能发生肺瘘。

■ 缺点

肺门和叶间的淋巴结清扫在整体手术过程中较为困难。在难以确认淋巴结转移情况和粘连情况的视野中，剥离与支气管之间的区域会成为一个难点。

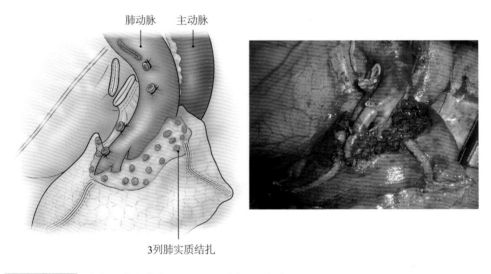

肺动脉　　主动脉

3列肺实质结扎

图Ⅱ-1-28　匍匐前进法（进行 2 ~ 3 列肺实质结扎）

参考文献

[1] Samejima J, et al. Thoracoscopic anterior 'fissure first' technique for left lung cancer with an incomplete fissure. J Thorac Dis 2016; 8: 3105-11.

1.7 切断和缝合支气管

癌研有明医院呼吸系统外科　**中尾将之**

本节将介绍在通常情况下切除肺叶时，如何使用器械来剥离、切断和缝合支气管。

剥离支气管

- 为防止手术对淋巴结造成损伤，应结扎并切断支气管动脉。
- 夹住支气管动脉，用剪刀在其与支气管壁间进行锐性剥离。进入支气管动脉和支气管壁的间层，淋巴结、支气管鞘也能与支气管动脉一同被剥离。
- 在该层不能剥离的淋巴结，如果怀疑有转移，应进行气管支形成，对于由炎症引起的所谓的"浸润淋巴结"，则应通过破碎淋巴结本身来处理。相反，如果不存在必须清除的淋巴结，则无须在该层进行清扫。
- 剥离气管膜样部时要仔细且有保护性地进行。注意不要将气管膜样部和软骨部边界的突起的软骨误认为支气管动脉。
- 此外，为了保护支气管残端的血供，将与淋巴结清扫无关的支气管动脉予以保留很重要。

切断和缝合支气管

- 在开胸术中使用TA（TX）型吻合器，在Sweet法的方向上进行缝合闭合。有如下2个注意事项。

①为了不让气管膜样部变短，应调整支气管和吻合器的角度后再进行缝合。如气管膜样部侧比软骨侧短，气管膜样部的组织会因紧绷而有发生损伤的危险。

②切断线上有硬的软骨时，应避开该软骨，在稍靠近末端处缝合。例如，在切断下叶支时，B6和底部支气管的夹角处有时会有硬软骨，因此需要注意。如切断端距离过长，应放弃用器械进行缝合，改用人工缝合。

- 选择吻合器不同规格钉头时，应以"女性用蓝色，男性用绿色"为原则，通过触诊确认支气管壁的厚度和Sweet法的方向上的易溃程度后再做决定。用吻合器吻合后，用手术刀切断支气管。

1.8 关胸操作（留置引流装置）

癌研有明医院呼吸系统外科　松浦阳介

手术方法

1 冲洗胸腔（与开胸术时一样，应进行胸腔冲洗液细胞学诊断）
- 通常用生理盐水（每次1000 mL）冲洗3次，取第3次冲洗后的胸腔冲洗液100 mL用于关胸时胸腔冲洗液的细胞学诊断。

2 留置胸腔引流（图Ⅱ-1-29）
- 插入引流管（使用24 Fr的胸腔引流管）。
- 将引流管沿着肋间（有时为第1肋间颅侧）在皮下行进数厘米后，插入胸腔内。
- 进行2处固定（用1-0缝线）。

3 在切口前方的肋间放入医用纱布
- 保留胸膜，进行肋间肌的剥离。
- 确认肋间肌断端有无出血。

4 在背侧切断的肋间动脉周围也放入医用纱布

5 关胸时将1-0 Dexon缝线从第5肋上缘向第6肋上缘缠绕2次（4根）

6 其中1根用非可吸收缝线（1-0 Tetron缝线）绕紧
- 确认有无出血。

7 将肋骨夹（用3×3-34 mm和3×2-27 mm这两种规格）插入被切断的肋骨

8 关胸前必须清点纱布和器械
- 即使之前清点过，关胸前也需要再次清点。

9 将从肋骨上剥离下来的竖脊肌，使用 Dexon 线缝合并关闭肋骨

10 对前锯肌层进行多处结扎缝合后，再进行连续缝合
- 肌肉缝合时不要出现错位现象。

11 前锯肌层的缝合结束后，用温生理盐水洗净皮下

12 对背阔肌层也先进行多处结扎缝合，再做连续缝合

13 在皮下用 knot-inside 的方式来缝合

14 使用皮肤缝合器进行皮肤的吻合

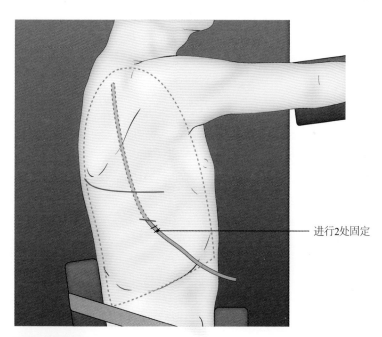

进行2处固定

图Ⅱ-1-29　留置引流管

Ⅱ. 基本手法

2. 胸腔镜外科手术（VATS）

2.1 体位和切口设计

癌研有明医院呼吸系统外科　**松浦阳介**

术前检查

● 有无开胸手术史。

● 是否有上肢的上举受限。

● 通过CT确认术者右手进路的患者肋间与肺门的位置关系。

手术步骤（以右侧为例）

1 固定体位　　　　　　　　**2** 设计切口

手术方法

1 固定体位（图Ⅱ-2-1）

● 患者呈侧卧位，在下侧腋窝和大转子处皮肤上涂润肤膏，预防皮肤损伤。

● 使用腋窝枕，腰部的手术台轻度弯曲，以伸展患侧的胸壁，使肋间隙

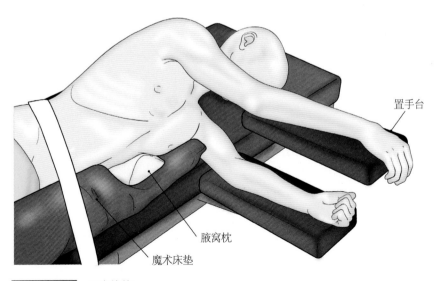

置手台

腋窝枕

魔术床垫

图Ⅱ-2-1　固定体位

- 将患侧上肢放于置手台上并尽可能地靠近地面。如果患侧上肢位置太高，在右侧的手术中会妨碍胸腔镜操作，在左侧的手术中则会妨碍术者的左手操作。
- 注意避免患侧上肢的过度伸展和压迫。健侧上肢的压迫可能导致臂丛神经受压。
- 使用魔术床垫，保持稍向背侧倾斜的侧卧位（以使术者的左手比较容易从垂直于水平胸壁的角度插入腔镜）。腰部由绷带捆绑以固定。手术床的高度大致在术者肚脐下水平为佳。

2 设计切口（图Ⅱ-2-2）

- 流程

①术者右手进路切口：首先在相应肋间做一个10 mm的切口。由于是盲开，所以要一边考虑有粘连的可能性，一边慎重地开胸。听到"嗖"的吸入空气的声音，说明存在粘连的可能性较小。

②边用胸腔镜观察胸腔内，边按照摄像头切口（7 mm或12 mm）、术者的左手切口（7 mm）的顺序做切口。切开皮肤、皮下组织和肌肉组织，进行最小限度剥离。

③术者右手进路切口应在部分切除术时扩大至20～25 mm，在肺叶切除术时扩大至30 mm，并安装微型一次性开创保护器（lap protector）。然后慢慢地切断肋间肌。

④做辅助切口（15 mm），安装超微型一次性开创保护器。

- 用于切除肺叶的其他切口的设计

所有的切口都应设计在肋间中心。注意各切口之间不得相互干扰。

· 切除右上叶时

术者右手进路切口：第5肋间与腋后线的交点。

术者左手进路切口：第3肋间肩胛骨前缘。

摄像头切口：第3肋间与腋中线的交点。

辅助切口：第4肋间与腋中线的交点（可根据摄像头切口的位置稍向腹侧移动）。

· 切除右中叶和右下叶时

在切除右上叶时的切口基础上，各向下移动1个肋间。

· 切除左上叶时

术者右手进路切口：第5肋间与腋中线的交点。

术者左手进路切口：第3肋间与腋前线的交点。

摄像头切口：第5肋间肩胛骨前缘。

辅助切口：第7肋间后方（可根据摄像头切口的位置稍向腹侧移动）。

· 切除左下叶时

在切除左上叶时的切口基础上，各向下移动1个肋间。

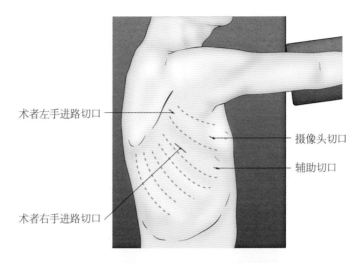

术者左手进路切口

摄像头切口

辅助切口

术者右手进路切口

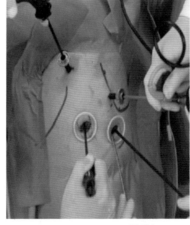

术者左手进路切口

摄像头切口

术者右手进路切口

辅助切口

图Ⅱ-2-2 切口位置

2.2 显露、剥离和切断血管

癌研有明医院呼吸系统外科　文　敏景

主要原则

- 肺动脉虽然是低压系统但也很脆弱，处理时需要注意。
- 处理肺部血管时，必须安全地使用吻合器和结扎技术。

手术步骤

①切开胸膜，露出血管。分叶不全时请参见本书Ⅲ.2.6。

②切开血管鞘，边用左手的血管钳将其夹住，边同时快速地剥离血管正面。此时应注意毛细血管的位置（图Ⅱ-2-3）。

③边夹住切开的血管鞘，边用棉签慢慢地剥离血管背面（图Ⅱ-2-4）。

④将血管背面的颅侧和尾侧剥离好后，用缝线固定好。

⑤如果淋巴结浸润到血管壁，要做好保护中枢端和末端的准备。

⑥切断血管的基本原则如下。

直径10 mm以上的血管：使用吻合器切断。

直径为5～10 mm的血管：将中枢端和末端结扎后切断。

直径为2～5 mm的血管：中枢端用缝线结扎，末端用电刀切断。

直径2 mm以下的血管：只使用电刀切断。

手术技巧	切开血管鞘并剥离肺动脉可使细分支的鉴别变得容易，有助于在不破坏肺门淋巴结被膜的情况下进行清扫。

要点

为了安全地完成胸腔镜手术，需要安全地剥离和切断。请注意以下要点。

1 淋巴结浸润时

- 如果通过血管鞘剥离仍然不能剥离浸润淋巴结，就需要判断这是由癌症浸润引起的还是由炎症引起的。

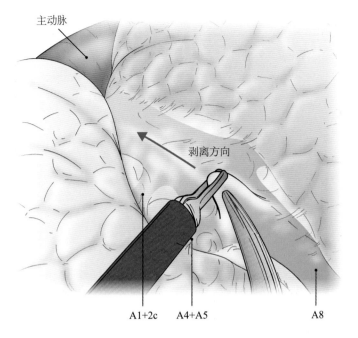

主动脉

剥离方向

A1+2c   A4+A5   A8

图Ⅱ-2-3　剥离血管表层

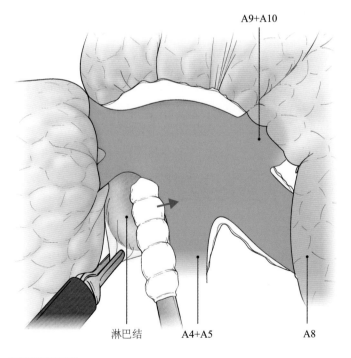

A9+A10

淋巴结   A4+A5   A8

图Ⅱ-2-4　剥离血管背面

- 如果是癌细胞浸润，血管修复是必要的，所以此时要毫不犹豫地转为开胸手术。
- 如果是炎症引起的浸润，可在该部位的末端进行剥离和切断。如果可以只在中枢端进行结扎，可将末端与淋巴结一起用器械切断。为了安全起见，中枢端和末端需用血管带固定（图Ⅱ-2-5）。

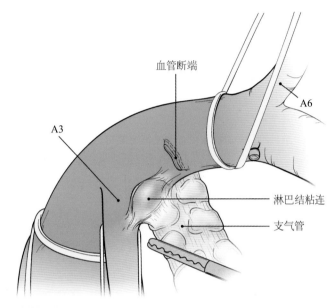

图Ⅱ-2-5　淋巴结浸润的处理

手术技巧	**不使用导管等引导自动吻合器的理由** 　　因为用导管引导自动吻合器的前端时，装卸需要时间。即使不做引导，前端弯曲的自动吻合器也较容易插入。 **不弯曲自动吻合器的理由** 　　因为弯曲吻合器会使手的动作和自动吻合器前端的动作不一致，无法准确进行精细的插入等操作。

2 用吻合器切断

- 用丝线固定血管后，用DeBakey钳插入吻合器。

不弯曲自动吻合器，可保证内视镜手术钳（Anvil）毫无阻力地被插入血管背面。近年来，前端弯曲的自动吻合器更便于插入。此外，为了不让内视镜手术钳前端损伤血管背面，需要小心操作。

- 避免在自动吻合器的前端出现抖动的情况下封闭并灼烧血管。确认血管被切断后，剪断缝线。

3 用缝线结扎并切断血管

- 在腔外结扎，然后用打结器将其送入腔内。
- 结扎时、送入时和扎紧时等请勿使血管处于紧张状态（图Ⅱ-2-6）。
- 结扎时，观察打结器的前端，勿损伤周围组织和器官。
- 在血管中段和末梢进行2次结扎时，由于是通过术者的左手切口和右手切口进行的，所以不需要处理线头，只需防止线头缠结即可。

手术技巧	血管中枢侧请勿使用血管夹！这是由于使用吸引管等会导致血管夹脱落，进而引发意想不到的出血。

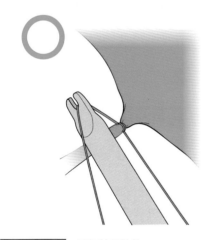
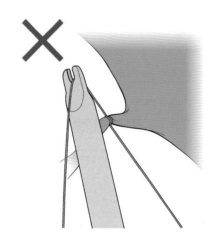

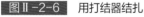

图Ⅱ-2-6　用打结器结扎

2.3 切断叶间

癌研有明医院呼吸系统外科　文　敏景

主要原则

- 要意识到切断叶间是清扫肺门叶间淋巴结的开始。
- 叶间的厚度因人而异，可适当选择使用相关的手术装置或自动吻合器。

手术步骤

这部分内容适用于在叶间可以剥离肺动脉的病例（有关分叶不全病例的内容，请参见本书Ⅲ.2.6）。

①用电刀（或剪刀）切开（或剪开）在叶间切断的出口部位的纵隔胸膜。在右肺上下叶叶间、右肺中下叶叶间，以及左肺上下叶叶间腹侧，先剥离叶间淋巴结的外侧和肺实质之间。

②切开叶间胸膜，剥离并露出动脉。

③在叶间切开肺动脉血管鞘，向叶间方向慢慢剥离，这样不会损伤肺门叶间淋巴结。

④通过叶间进行切开并用缝线牵引。

⑤用直钳把通道扩开，确认自动吻合器的插入方向。

⑥插入自动吻合器后切断叶间。有时，结扎和切断未被切割的叶间、较薄的叶间或有血管走行的叶间时也会用到能量手术装置。

要点

下面将介绍切断各叶间时可能出现的问题。

1 切断右肺上中叶叶间

- 从叶间开始剥离，确认中叶肺动脉和V2的走行情况。剥离上肺静脉上叶支的下部，确认中叶肺静脉，用缝线牵引形成通路。很少有Vx中叶支，若存在，则在切断叶间时有时会出现被切断的情况，所以请务必确认肺静脉中叶支是否存在。

- 右肺上中叶叶间存在2处肺实质的折返，要特别小心前方的折返处，以免被折叠并切断。
- 多次使用自动吻合器时，首先从前方开始切断，然后从叶间插入自动吻合器，待切断线呈奔驰车标的形状后将其切断。与沿一条直线切断相比，这样做可以保护剩下肺部的扩张功能。用自动吻合器切断时，需要特别注意前方视野中的膈神经、中叶肺动脉和肺静脉断面是否有被自动吻合器咬合的情况。
- 叶间可见血管壁较薄的血管时，选择白色钉仓可防止切断线处出血。

2 切断右肺上下叶叶间

- 确认从叶间剥离的A2b和A6的走行。持住血管鞘，从肺动脉周围慢慢剥离No.11s淋巴结。在背侧切开纵隔胸膜，剥离No.11s淋巴结和肺实质间。此处为切断叶间的通路出口。在叶间剥离No.11s淋巴结与肺实质之间，用缝线牵引形成向背侧的通路。
- 从叶间侧插入自动吻合器，应在背侧确认迷走神经和奇静脉是否被自动吻合器咬合。避免在自动吻合器的前端出现抖动时封闭并灼烧血管。确认血管被切断后，剪断缝线。

3 切断右肺中下叶叶间

- 从叶间剥离中叶肺动脉，确认A7的走行。叶间切断的切口处，在前方的静脉之间进行剥离，剥离肺实质的折返部分，露出下叶支气管。此处为右中下叶间切断的出口。用缝线牵引，从叶间形成通路。有时肺实质会被吸入下叶支气管。此时从前方用大弯钳开通一条通路会轻松很多。
- 吻合器的插入通常是从叶间向前穿过，但当该操作遇到困难时，改为从前方通过辅助切口插入叶间会相对容易些。

4 切断左肺上下叶叶间的背侧

- 在背侧切开纵隔胸膜，切开肺动脉的血管鞘，确认A1+2c和A6。
- 切开叶间胸膜，切开血管鞘，剥离肺动脉。确认A1+2c和A6，用缝线牵引，形成向背侧的通路。根据患者的体形和切口的位置，选择将自动吻合器跨过主动脉插入还是在主动脉内侧插入。
- 注意勿使自动吻合器的前端碰触主动脉，也请注意勿使迷走神经出现被自动吻合器咬合的情况。

5 **切断左肺上下叶叶间的腹侧**

- 从叶间切开血管鞘，剥离舌叶肺动脉。使血管鞘在不损伤No.11淋巴结被膜的情况下尽可能地被剥离。前方为静脉间上叶。确认下叶支气管间的No.11淋巴结，剥离淋巴结外侧的肺实质。

- 用缝线牵引从叶间向前形成通路。在使用自动吻合器从叶间插入之前，请确保没有夹到膈神经或肺静脉的断端，然后进行切断。

手术技巧	用可吸收丝线缝合叶间切断部位的肺损伤处和出血部位。用胸腔镜的持针器进行缝合，结扎的手法是基本手法，请多加练习！

关于叶间切断的图片，请参考后文胸腔镜外科手术中叶间切断的内容。

2.4 切断支气管

癌研有明医院呼吸系统外科　一濑淳二

主要原则

- 自动吻合器需要与支气管垂直。
- 在肺动脉处术野良好的情况下插入自动吻合器。

手术步骤

①进行足够范围的支气管切断以清扫肺门淋巴结。

②确认切除的肺没有扭曲，肺动脉处的术野良好。

③用缝线牵引支气管。把缝线挂在待清扫淋巴结的内侧进行牵引不会妨碍术野。

④右手握住缝线，按照垂直于自动吻合器的方向牵引支气管（图Ⅱ-2-7）。

⑤绕过待清扫淋巴结，插入自动吻合器。

⑥切断的位置要适当，应先确保没有夹住廓清组织，然后切断。

⑦确保在切断支气管的过程中没有插入吸引管和支气管镜等，与麻醉师的相互确认也非常重要。

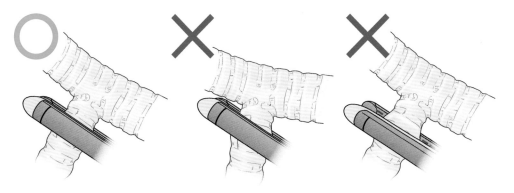

牵引支气管时，自动吻合器需要与支气管垂直

自动吻合器的角度不得倾斜

自动吻合器的方向不得倾斜

图Ⅱ-2-7 自动吻合器的角度

要点

胸腔镜手术时，由于自动吻合器的角度有限制，为了使自动吻合器垂直于支气管插入，必要时需要调整支气管的方向。各个肺叶的展开方法也不相同。

1 右上叶

- 向上叶背侧展开，牵引。
- 左手握住缝线，向与自动吻合器垂直的方向（颅侧、背侧）牵引上叶支气管。

2 右中叶

- 向中叶的腹侧、尾侧展开，牵引。
- 左手握住缝线，向与自动吻合器垂直的方向（腹侧、尾侧）牵引中叶支气管。此时自动吻合器会碰到肺动脉而无法插入。通过相对强力地向腹侧、尾侧牵引支气管，可以实现在适当的位置将其切断。

3 右下叶

- 向上中叶腹侧和下叶背侧展开。
- 左手握住缝线，向与自动吻合器垂直的方向（颅侧、背侧）牵引下叶支气管。
- 在缝线的末梢侧插入自动吻合器，握住缝线向中叶支侧牵引，使自动吻合器进一步向末梢移动。该操作可防止中叶支狭窄。

4 左上叶

- 对于左上叶支气管，从辅助切口处插入自动吻合器相对容易。
- 向上叶的腹侧展开，进行包扎。
- 握住缝线，向与自动吻合器垂直的方向（腹侧、尾侧）牵引上叶支气管，同时，展开上叶颅侧可见自动吻合器的前端。

5 左下叶

- 向下叶的背侧、尾侧展开，牵引。
- 左手握住缝线，向与自动吻合器垂直的方向（背侧、尾侧）牵引下叶支气管。
- 需要注意的是，自动吻合器的前端不要碰到降动脉。将气管支抬高，确保握钳能越过主动脉插入。如果角度不合适，可将其插入纵隔一侧的下肺静脉切断处。

2.5 关胸操作（留置引流装置）

癌研有明医院呼吸系统外科　松浦阳介

手术方法

1 冲洗胸腔

- 用生理盐水（每次1000 mL）冲洗：进行关胸时将胸腔冲洗液进行细胞学诊断。
- 用蒸馏水1000 mL：进行侧漏测试。气道内压提高到15～20 cm H_2O，确认肺部是否有漏气处。最后，提高至25 cm H_2O，确认支气管残端是否有侧漏。
- 最后用1000 mL生理盐水再次冲洗。

2 切口部位止血的确认

- 按照术者右手切口、术者左手切口、摄像头切口、辅助切口的顺序，用胸腔镜确认止血。

3 留置引流管（图Ⅱ-2-8，Ⅱ-2-9）

- 术后的胸腔引流通常是使用一根20 Fr中空型引流管。
- 先用3-0缝线缝合肌层，再用胸腔镜确认，同时将引流管从术者的右手切口前缘处插入。
- 插到肺尖后进行两肺换气。
- 确认胸腔引流管不要进入叶间。

4 闭创

- 肌层用3-0缝线、皮下层与真皮层间用4-0缝线行in-layer缝合。皮下层采用knot-inside缝合。
- 皮肤的闭创，可使用皮肤层粘合剂。

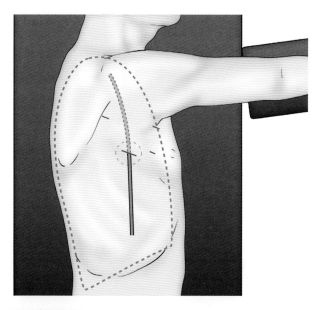

图Ⅱ-2-8 留置引流管

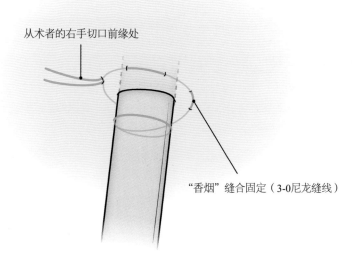

从术者的右手切口前缘处

"香烟"缝合固定（3-0尼龙缝线）

图Ⅱ-2-9 引流管的固定

2.6 手术器械

癌研有明医院呼吸系统外科　**一濑淳二**

　　胸腔镜手术使用的是专用的胸腔镜手术器械。这些手术器械是从小切口深入术野处进行精密手术操作时必须使用的器械（图Ⅱ-2-10，Ⅱ-2-11）。与开胸手术所用到的器械不同的是，术者事前必然练习如何使用这些手术器械。此外，腹腔镜手术使用的器械通常比较长，而胸腔镜手术使用长度为20～25 cm的器械即可。

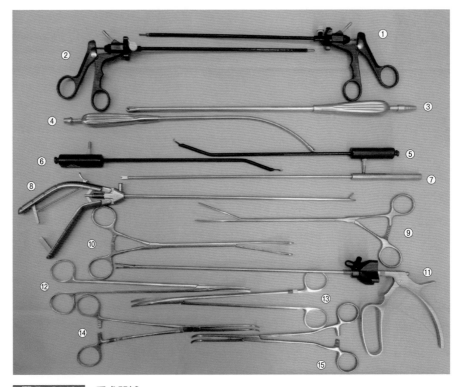

图Ⅱ-2-10　手术器械

①握钳（奥林巴斯T1253）。

②剥离钳（奥林巴斯T1269）。

　　这两种器械是虎之门医院河野匡医生发明的。他称握钳为"纵沟"，称剥离钳为"横沟"。特别是握钳，其前端很细，有细长的纵沟和锯齿，属于

DeBakey钳型，握力非常强，可以牢牢握住血管鞘和支气管鞘。但夹住肺组织时，需要注意不要对其造成损伤。

此外它们还可通电。切除肺叶时可将握钳通电，用来灼烧止血。

③吸引管（直）（平和医疗器械，S1001）。

④吸引管（弯）（SCANLAN 9009-914）。

术者通常使用硬的直吸引管，有时也会将其用于小结节的触诊。

⑤钩形曲线电极（奥林巴斯T1515）。

⑥刮刀形曲线电极（奥林巴斯T516）。

手术电刀主要采用钩形曲线电极。基本原理是用钩子钩住组织，在其充分浮起来的状态下通电并切断。组织量太多或牵引力太强时，通电面积变大，会导致切割效果变差。与通常的电刀使用方法相同，压住钩子的弯曲部位进行"压切"时会切得很好，手术速度也较快，但要注意不要损伤到深处的组织。可以利用柄的凹槽来防止受到助手和摄像头的干扰。此外，使用吸管连接器连接吸引器，可以吸走灼烧组织时产生的烟雾，保持视野清晰。

⑦打结器（奥林巴斯T1139）。

在7 mm或5.5 mm的切口上也能进行体外结扎。为了能自由移动线结，日常的练习是必要的。如果前端脱落，会有刺伤深处组织的风险，所以结扎时前端不要朝向肺动脉。

⑧持针器（Karl Storz 26173KL）。

为了在术中可以随时进行缝合，术者通常将4-0缝线一直握在手中。

⑨弯嘴钳（DeBakey钳）（SCANLAN 9009-240）。

用于血管保护，固定及打通叶间通路，以及部分切除时设定切断线。因为开口部较长，所以要注意根部是否夹着血管断端和结扎处等。

⑩肺钳（SCANLAN 9009-228）。

用于抬高和展开肺叶时。切除右上肺叶时用于牵引上叶背侧。

⑪Hemolock钳（Teleflex WK 644966T）。

多用于清扫淋巴结。为防止淋巴瘘，原则上应夹住断端。在之后的操作中，注意不要被吸引管和纱布缠住。

⑫⑬梅岑鲍姆剪。

用于边观察层次边进行精密操作的关键步骤，如血管鞘和支气管鞘的剥离和切断以及肺门淋巴结的清扫等。如果方向不合适，还可使用前端较弯曲的剪刀（⑬）。

⑭细的大弯钳。

用于保护支气管动脉和较细的血管。

⑮大弯钳（成毛式D.K.钳子15LⅡ、25LⅡ）。

主要使用15LⅡ的大弯钳来剥离和保护血管。大弯钳不用于结扎。

⑯淋巴结锯。

由开胸手术中使用的淋巴结锯削细后制成，用于分叉部清扫时展开组织，由于可在大范围内进行强牵引，因此对于分叉部清扫时的视野展开是必不可少的，但当其前端和侧方是主动脉和肺动脉时，注意不要损伤到它们。

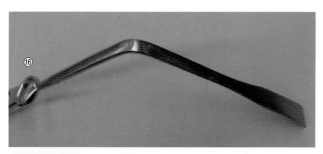

图Ⅱ-2-11　淋巴结锯

⑰医用棉签（成毛式小棉签）。

用于展开和剥离，也用于压挤肺动脉和清除组织时擦拭血液和渗液。用其清理摄像头切口也很方便。

Ⅲ. 肺叶切除术
1. 开胸术

1.1 右肺上叶切除术

癌研有明医院呼吸系统外科　奥村　荣

右肺上叶切除术的要点

● 在切开肺门背侧的纵隔胸膜时，游离出肺动脉的尖支和前支。

● 在切断两肺叶连接处和血管之后清扫No.11s～No.12u淋巴结（按照腹侧、颅侧、背侧的顺序）（参见本书Ⅳ.2.3）。

手术步骤

1 切开肺门背侧的纵隔胸膜，游离并切断支气管动脉，然后结扎

2 剥离No.11s淋巴结和肺叶

3 在肺门腹侧切开胸膜，剥离肺动脉和肺静脉

4 切断右上叶肺动脉和右上肺静脉

5 切断右肺上中叶的叶间

6 暴露和切断肺动脉升支

7 切断右肺上下叶的叶间

8 沿逆时针方向清扫No.11s～No.12u淋巴结

9 切除右肺上叶

手术方法

1 切开肺门背侧的纵隔胸膜，游离并切断支气管动脉，然后结扎（图Ⅲ-1-1）

● 切开肺门背侧的纵隔胸膜，从主支气管和奇静脉入手，尽可能把腹侧的纵隔胸膜也一起切开。

● 如果主支气管边缘没有淋巴结，则切开右肺上叶根部到右肺中叶的胸膜（从外侧的支气管软骨处切开）。

● 如果有朝向上腔静脉膜样部的支气管动脉和横穿主支气管膜样部并向肺中叶软骨方向走行的支气管动脉，都应将其切断并结扎。

2 剥离 No.11s 淋巴结和肺叶（事先准备好用于分离肺上叶和肺下叶的背侧出口）

● 在中间支气管的背侧切开并剥离胸膜，确认中间支气管软骨的边缘（图Ⅲ-1-2①）。

● 确认No.11s淋巴结后，剥离No.11s淋巴结和肺组织之间的连接部分（图Ⅲ-1-2②）。在开胸的情况下，用肺门剥离钳事先做好用于分离右肺上叶和右肺下叶的背侧出口。

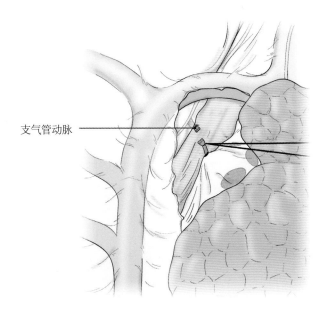

支气管动脉

图Ⅲ-1-1 切开纵隔胸膜，切断支气管动脉

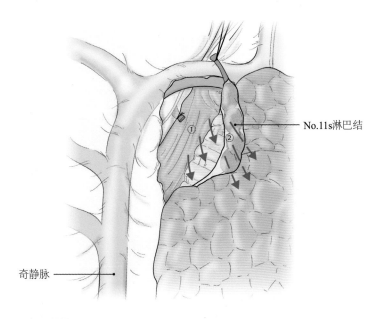

No.11s淋巴结

奇静脉

图Ⅲ-1-2 No.11s 淋巴结和肺组织之间的剥离

3 在肺门腹侧切开胸膜，剥离肺动脉和肺静脉（图Ⅲ -1-3）

- 在肺门腹侧切开胸膜。头侧要与背侧已切开的胸膜连续，尾侧要切开至可以看到中叶肺静脉的水平。

- 从右上叶肺静脉处开始剥离，用圆头外科剪（Cooper剪）剪断血管鞘后，朝肺部方向剥离。

- 推荐使用圆头外科剪的原因是它可以一次性剥离较大面积，从而提高手术效率。

- 纵向切开V1血管鞘，牵引被切开血管鞘的颅侧，剥离至肺静脉背侧（背侧的这个部位有右肺中叶动脉的情况较多）。同样，V3侧也需剥离（参见本书Ⅱ.1.3）。

- 牵引肺静脉血管鞘，进行肺静脉内层的剥离。比较理想的剥离方法是牵引肺静脉血管鞘，剥离血管鞘内的肺静脉（参见本书Ⅱ.1.3）。

- 肺动脉恰好在右上叶肺静脉颅侧边缘的下方走行，在同一部位确认肺动脉并向中枢侧剥离，会看到韧带样组织（图Ⅲ-1-3）。该韧带样组织从上腔静脉延伸到右上叶肺动脉的分支。因此，突然尝试剥离右上叶肺动脉的分叉部是很危险的。

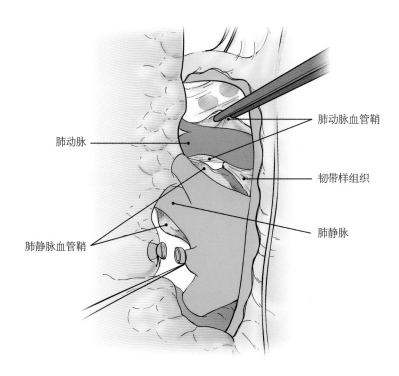

肺动脉血管鞘

肺动脉

韧带样组织

肺静脉

肺静脉血管鞘

图Ⅲ -1-3 肺动脉和肺静脉的剥离

- 在奇静脉尾侧走行至上腔静脉壁处，可以确认与上腔静脉相连接的肺动脉干，这部分很容易被剥离。

- 可以隐约看到右上叶肺动脉壁时，纵向切开血管鞘并牵引血管鞘的颅侧，尽可能地剥离背侧。注意，切勿切断背侧的肺动脉血管鞘。

- 从右上叶肺动脉腹侧的血管向分叉部剥离，分叉部周围的区域最后暴露。

4 切断右上叶肺动脉和右上叶肺静脉（图Ⅲ-1-4）

- 在切断右上叶肺动脉时，通常在中央部位结扎2次之后再切断。对于相对较细的静脉，也可单次结扎（确保距切口端超过4 mm）后切断。

- 切断右上叶肺静脉时，常用方法是用1-0缝线将末端结扎之后再用自动吻合器切断。如果右上叶肺静脉扩大成钝角，应额外结扎和切断V1或V3，使其相对于V2钝角化。即使被额外结扎和切断，自动吻合器通常也会被放置于其中央的肺静脉上。

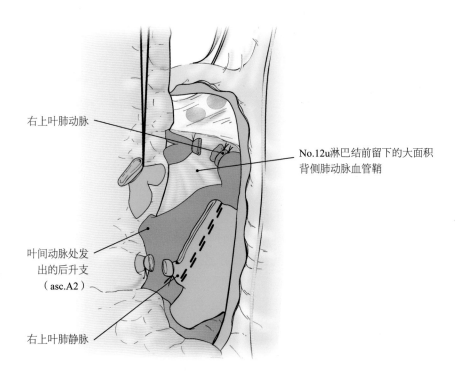

右上叶肺动脉

No.12u淋巴结前留下的大面积背侧肺动脉血管鞘

叶间动脉处发出的后升支（asc.A2）

右上叶肺静脉

图Ⅲ-1-4　右上叶肺动脉和右上叶肺静脉的切断

手术技巧	**分割处理钝角肺静脉（图Ⅲ-1-5）** 　　当V3明显凹陷在右上叶肺静脉的根部时，很难一次性从V1背侧剥离至V3的背侧（图Ⅲ-1-5 ①②）。在这种情况下，如果先切断V3或者V1，之后从V2的尾侧或颅侧开始剥离V2的背侧就会变得容易。剥离V1和V2后，分别对其进行结扎处理。再同时牵引3条静脉，可以轻松地从V3的断端自动缝合至血管根部。

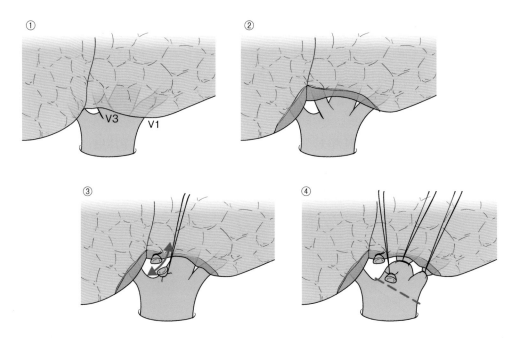

图Ⅲ-1-5　分割处理钝角肺静脉

5 切断右肺上中叶的叶间

- 切断右肺上中叶的叶间时，如果切开胸膜后在肺叶之间能清晰地见到肺动脉，操作就会比较容易。
- 检查asc.A2、通向中叶的肺动脉和V2的分布情况。如果能确认从中央分支到右肺中叶的肺动脉，则与腹侧进行通路连接是比较容易的。
- 如果无法在肺叶之间确认肺动脉，则使用前方入路。

6 暴露和切断肺动脉升支

- 肺动脉升支的剥离和切断可采用与前文所述其他血管相同的基本方法进行。

● 纵向切开血管鞘，按照从末端侧到中枢侧的顺序进行剥离、结扎和切断（通常血管比较细时用单次结扎即可）。

7 切断右肺上下叶的叶间

● 切断右肺上下叶的叶间时，如果能看到肺动脉血管鞘背侧的No.11s淋巴结，操作就比较容易。

● 如无法看到，可能很难确定应从哪里开孔来进行叶间剥离。通过从背侧插入肺门剥离钳，可以确定大概的开孔位置。

● 沿肺动脉的血管鞘向内、向外切开，在叶间切断处形成出口。使用李斯特钳插入待剥离的区域，以确保不破坏No.11s淋巴结的包膜，使其穿过并朝背侧穿透。

● 插入彭罗斯引流管，用自动吻合器切断。

8 沿逆时针方向清扫 No.11s ～ No.12u 淋巴结

● 相关步骤请参见本书Ⅳ.2.3。

手术技巧	● No.11s～No.12u淋巴结的清扫在右肺上下叶叶间切断和肺静脉切断完成后进行。 ● 在清扫前应先确认No.12u淋巴结的肿大程度，如有必要，可先去除覆盖在No.12u淋巴结前表面的肺动脉血管鞘，保持肺动脉畅通。

9 切除右肺上叶

● 一般使用自动吻合器切除。需要注意的是，缝合器要和右肺上叶的轴线垂直。非垂直方向插入会导致胸膜缩短。

● 如果右肺上叶和右肺中叶之间的气管隆嵴突出，则切断线不要太靠近气管隆嵴。如果没有意识到上述问题而将其切断，则支气管膜样部的吻合器可能被牵引，这可能导致气胸。

1.2 右肺中叶切除术

癌研有明医院呼吸系统外科　**奥村　荣**

右肺中叶切除术的要点

- 对容易出现病变的淋巴结进行清扫时，需要同时对分叉部和上纵隔部进行清扫。
- No.11s淋巴结清扫的方法。
- 需对右肺中叶肺门和分叉部之间进行连续清扫。

手术步骤

1 确认肺叶间肺动脉干，切断叶间肺动脉的分支A4

2 剥离肺静脉和切断中叶肺静脉之后切断右肺中下叶叶间

3 右肺上中叶叶间切断之后再切断A5

4 从右肺中叶支气管的腹侧沿逆时针方向清扫右肺中叶支气管周围淋巴结

5 切断右肺中叶支气管

6 切除右肺中叶后清扫No.11s淋巴结（与右肺中叶肺门的连续性存在问题）

手术方法

1 确认肺叶间肺动脉干，切断叶间肺动脉的分支 A4

- 一般情况下，切开肺叶之间的胸膜后即可到达肺动脉干。纵向切开肺动脉干的血管鞘，确认肺动脉的分支（A6、A8和A4等）。
- 右肺中叶的肺动脉通常有2支，有时可能和A8有共同的干支，有时可能只有1支。因此，需要注意。切除常见的叶间分支A4。
- 切断A4后，对于中枢侧暴露的肺动脉干，大多数能确认到A5的根部，但右肺上叶和右肺中叶分界不清时，切忌勉强进行这种结扎和切断。

2 剥离肺静脉和切断中叶肺静脉之后切断右肺中下叶叶间

- 切开腹侧纵隔胸膜（从右上叶肺静脉的尾侧直至右下叶肺静脉的颅侧）。
- 静脉之间的脂肪，应先从右中叶肺静脉壁和右下叶肺静脉壁剥离，然后再与心包剥离。在清扫分叉部时，应确保可以向背侧牵拉。

- 确认中叶肺静脉后，在中间部进行2次结扎并切断。如遇No.11i淋巴结肿大，将中叶肺静脉的血管鞘沿长轴方向切开，要有意识地将尾部的血管鞘贴在No.11i淋巴结侧。
- 在No.11i淋巴结和肺组织之间插入李斯特钳，将其贯穿至下肺静脉的颅侧，并使用自动吻合器切断肺叶间。

3 右肺上中叶叶间切断之后再切断A5

- 剥离在叶间确认到的V2，通常可以将其从叶间剥离到中枢侧分支A5的腹侧。A5和V2之间没有脂肪，血管相互邻接。
- 当从V3尾侧剥离背侧的V2，并在肺叶之间插入肺门剥离钳时，可以很容易地从叶间连通至剥离部，从而切断右肺上中叶叶间。
- 纵行切开A5颅侧的血管鞘，剥离周边的血管鞘。2次结扎A5后将其切断。只剥离A5周边的血管鞘，然后清扫中叶支气管颅侧，此时注意应沿着内外方向切断这些血管鞘。

4 从右肺中叶支气管的腹侧沿逆时针方向清扫右肺中叶支气管周围淋巴结（图Ⅲ-1-6）

- 切断叶间，观察右肺中叶支气管周围后再进行清扫。
- 从No.11i淋巴结开始清扫。起点是右肺中叶支气管侧。把走行在叶间的肺动脉压在背侧以确保视野。如果有从右肺中叶走行到中叶支气管的动脉，则将其结扎并用线将其牵引以扩大视野便于清扫。
- 与No.11i淋巴结相连接的右肺中叶支气管的剥离比较容易。
- 从右肺中叶支气管开始剥离No.11i淋巴结的腹侧，在叶间侧游离No.11i淋巴结。 如果No.11i淋巴结和No.12m淋巴结连在一起，则剥离至右肺中叶支气管的颅侧。
- 把右肺中叶翻动至背侧，随后将视野移至右肺中叶支气管腹侧。在腹侧，较肿大的淋巴结一般不常见，但是常能看到从分叉部分支出来并走行于右肺中叶支气管腹侧的支气管动脉，将其结扎并切断。
- 右肺中叶支气管腹侧的肺门和切断的支气管鞘是分叉部可连续清扫的组织。切断的支气管鞘的结扎线应从右肺中叶支气管向中枢侧剥离。这是切除右肺中叶时清扫末端的重要标记（图Ⅲ-1-7）。
- 如果中叶支气管颅侧附近存在淋巴结，竖切叶间肺动脉并剥离和肺动脉相连的肺动脉血管鞘，把血管鞘沿着内外方向切开，使其尽量贴近淋巴结侧。

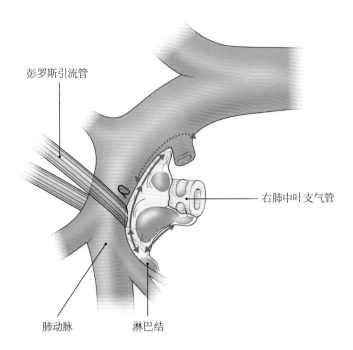

彭罗斯引流管

右肺中叶支气管

肺动脉   淋巴结

图Ⅲ-1-6　清扫右肺中叶支气管周围淋巴结

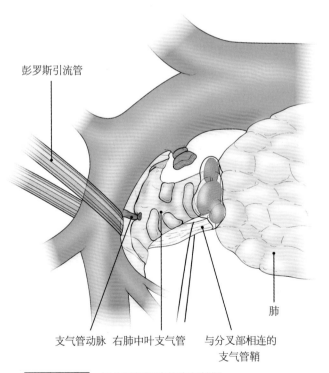

彭罗斯引流管

肺

支气管动脉　右肺中叶支气管　　与分叉部相连的
　　　　　　　　　　　　　　　　支气管鞘

图Ⅲ-1-7　与分叉部相连的支气管鞘

5 切断右肺中叶支气管

- 要切断右肺中叶支气管，应用尽可能柔软的1-0缝线进行单次结扎。为了闭合切断之后呈开放状态的支气管残端，可用4-0缝线在断端缝上2针。
- 在右肺中叶支气管相对较粗时，可以不结扎，直接用自动吻合器进行切除。

6 切除右肺中叶后清扫 No.11s 淋巴结（与右肺中叶肺门的连续性存在问题）

请参见本书Ⅳ.2.4。

右肺上叶和右肺下叶叶间分界不清时，右肺中叶的切除步骤

①确认右肺中叶和右肺下叶间的肺动脉（常见的为A8）。

②在中枢侧暴露肺动脉（不全分叶时用"匍匐前进法"）。

③切断从叶间分出的中叶肺动脉（A4）。

④确认并切断右肺中叶肺门腹侧的肺动脉。

⑤暴露在No.11i淋巴结尾侧的支气管壁（B8）并将其与No.12i淋巴结剥离开。

⑥沿逆时针方向清扫No.11i淋巴结并确认中叶支气管根部。

⑦剥离中叶末端侧的No.11i淋巴结。

⑧剥离中枢侧肺动脉干并确认从中枢侧发出的肺动脉分支（A5），从周边将其剥离。

⑨沿着右肺中叶支气管剥离其腹侧至颅侧，并切断中叶支气管。

⑩切断中枢侧的中叶肺动脉（A5）。

⑪如病变已经浸润到右肺上叶，应先切断V3，再切除部分右肺上叶。

对右肺中叶肺癌病例的 No.11s 淋巴结、No.11i 淋巴结和 No.12m 淋巴结进行连续性清扫

请参见本书Ⅳ.2.5。

1.3 右肺下叶切除术

癌研有明医院呼吸系统外科　**中尾将之**

术前检查

- 通过CT检查确认asc.A2和A6的分支（分支的距离以及有无共同干等）以及是否有超出肺静脉一般解剖学的情况（如V2变异、中叶肺静脉回流到下肺静脉的情况等）。

手术步骤

1 切开背侧的纵隔胸膜

2 暴露No.11s淋巴结背侧并与肺实质剥离开（为切断右肺上下叶叶间做准备）

3 处理叶间到达肺动脉的部位

4 切断A6和肺基底动脉

5 切断右肺上下叶叶间

6 清扫No.11s淋巴结

7 剥离静脉间并切断右肺中下叶叶间

8 清扫No.11i淋巴结

9 切开背侧下纵隔胸膜，切断右下肺静脉

10 做好下纵隔淋巴结清扫的准备工作（从背侧清扫No.8和No.9淋巴结）

11 清扫下纵隔

12 右肺下叶肺门的清扫（右肺下叶肺门的"减法"）

13 切断右肺下叶支气管，切除右肺下叶

手术方法

1 切开背侧的纵隔胸膜

- 确认支气管动脉在主支气管膜样部的走行，切开纵隔胸膜。从主支气管的背侧切开，直至右下肺静脉的上缘。

手术要点	为了避免右肺下叶支气管切除后残端缺血造成的并发症——术后缺血性支气管炎（postoperative ischemic bronchitis，POIB），对能保留的支气管动脉尽可能予以保留。如果沿着中间支气管走行的支气管动脉和No.11s淋巴结分开走行，则在保留支气管动脉的同时也可以清扫No.11s淋巴结。在一开始切开胸膜的时候不可切断支气管动脉的中枢侧。

2 暴露 No.11s 淋巴结背侧并与肺实质剥离开（为切断右肺上下叶叶间做准备）（图Ⅲ-1-8）

- 从中间支气管开始剥离肺叶，暴露No.11s淋巴结背侧。用肺门剥离钳小心翼翼地剥离肺叶，同时注意不要伤及淋巴结外膜（为切断上下叶叶间做好准备）。

3 处理叶间到达肺动脉的部位（图Ⅲ-1-9）

- 在许多病例中，手术范围通常可以到达中下叶叶间的肺动脉壁，特别是在进行A8叶间切断时。
- 纵向切开血管鞘，一边切开一边朝着中枢侧剥离。
- 如果肺叶间的肺组织比较薄，可以使用手术钳夹提取约5 mm的肺组织，一边结扎一边进行切除。
- 确认A6的根部后，一边注意从中枢侧发出的asc.A2的根部，一边剥离肺动脉的颅侧。可以透过剥离后血管鞘看到其背面的No.11s淋巴结。注意腹侧从叶间发出的分支中叶肺动脉（A4）。在此处也可以通过剥离的血管鞘背面尾侧看到No.11i淋巴结。

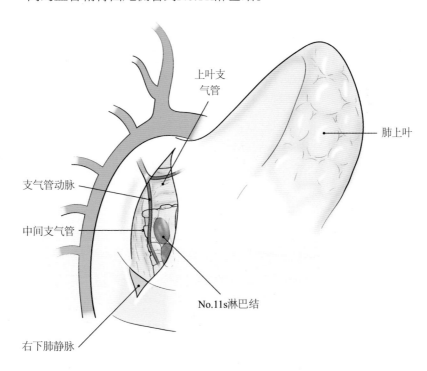

上叶支气管

肺上叶

支气管动脉

中间支气管

No.11s淋巴结

右下肺静脉

图Ⅲ-1-8 暴露 No.11s 淋巴结背侧并与肺实质剥离

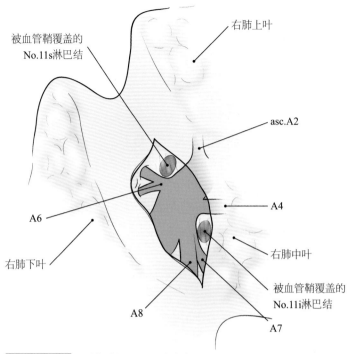

被血管鞘覆盖的
No.11s淋巴结

右肺上叶

asc.A2

A6

A4

右肺中叶

右肺下叶

被血管鞘覆盖的
No.11i淋巴结

A8

A7

图Ⅲ-1-9 剥离叶间和暴露肺动脉

4 切断 A6 和肺基底动脉（图Ⅲ-1-10）

● 纵向切开A6血管鞘后再结扎并切断A6。如果A6是从中枢侧发出的分
支，剥离内侧时要特别注意。中枢侧一般使用2-0缝线单次结扎。末端
侧容易出现分支，因此需要对分支进行结扎和切断。

● 谨慎处理肺基底动脉，注意要尽量避免使中叶肺动脉变狭窄。可用
2-0缝线进行双重结扎（末端侧分叉部结扎），也可选用自动吻合器
处理。

5 切断右肺上下叶叶间（与上叶切除术中的叶间切断方法一样）

● 透过肺动脉血管鞘确认No.11s淋巴结的位置。从血管鞘内部切开，
剥离No.11s淋巴结外侧和肺叶间。和步骤 **2** 中事先剥离好的背侧出
口相连。

● 通过这条通路，用彭罗斯引流管引导自动吻合器来切断、缝合肺叶。

6 清扫 No.11s 淋巴结

● 请参见本书Ⅳ.2.6。

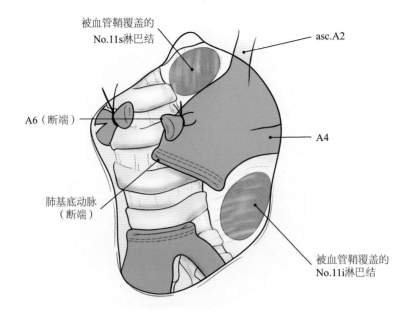

被血管鞘覆盖的
No.11s淋巴结

asc.A2

A6（断端）

A4

肺基底动脉
（断端）

被血管鞘覆盖的
No.11i淋巴结

图Ⅲ-1-10 A6 和肺基底动脉的切断

7 剥离静脉间并切断右肺中下叶叶间（图Ⅲ-1-11）

- 从中叶肺静脉处切开腹侧纵隔胸膜，直至能确认右下肺静脉的位置。
- 剥离右下肺静脉和中叶肺静脉之间（静脉间）的脂肪组织，暴露心包。
- 剥离中叶肺静脉的下缘和右下肺静脉的上缘，分别游离脂肪组织（参见本书Ⅱ.1.3）。
- 剥离纵隔侧的肺叶和脂肪组织。剥离时如同翻开肺实质附着缘一样（从纵隔侧看到No.11i淋巴结通常比较困难）。
- 从叶间侧在No.11i淋巴结和肺组织之间插入李斯特钳。在腹侧已剥离的静脉间脂肪组织和肺组织之间通过彭罗斯引流管形成一条通路。通过这条通路用彭罗斯引流管引导自动吻合器切断肺叶并缝合。

8 清扫 No.11i 淋巴结

- 请参见本书Ⅳ.2.7。

9 切开背侧下纵隔胸膜，切断右下肺静脉

- 切开背侧胸膜直至右下肺静脉的尾侧。

- 在右下肺静脉的背面，朝着末端方向剥离血管鞘，然后进行上、下缘的剥离。虽然上缘和下缘都要暴露出来，但是为了不在中枢侧打开心包，需暴露并确认右下肺静脉颅侧和尾侧的心包，朝着那里剥离。

- 确认右下肺静脉并用1-0缝线固定。确认腹侧的中叶静脉没有被线头缠绕住。常常会出现中叶静脉的一部分或者全部回流到右下肺静脉的情况，所以务必要确认腹侧中叶静脉未被线头缠绕住，这一点尤为重要。

- 结扎末端侧的分支（A6和肺基底动脉）时，中枢侧用TA（TX）型吻合器缝合后切断，也可以用带缝合和切断功能的自动吻合器来处理。

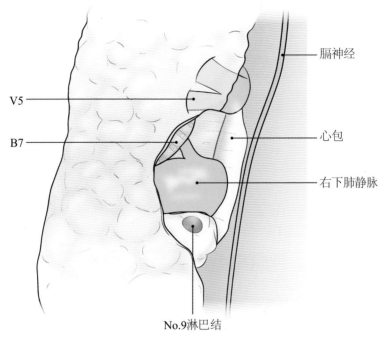

膈神经

V5

B7

心包

右下肺静脉

No.9淋巴结

图Ⅲ-1-11 静脉间的剥离

10 做好下纵隔淋巴结清扫的准备工作（从背侧清扫 No.8 和 No.9 淋巴结）（图Ⅲ-1-12）

- 确认在右下肺静脉断端的尾侧暴露出的心包。

- 沿着食管前缘切开胸膜，直到肺韧带下端。迷走神经也一直延伸到腹侧食管前，在食管前面游离出待清扫的组织。如在食管前方有较细的血管，应及时将其固定。从食管前面开始剥离，直至心包。

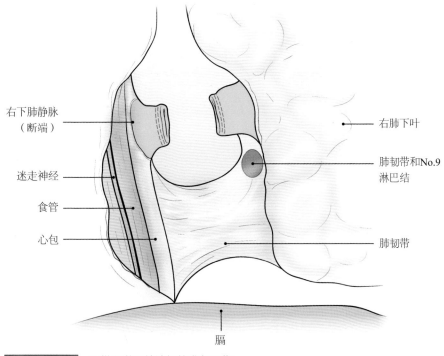

右下肺静脉
（断端）

迷走神经

食管

心包

右肺下叶

肺韧带和No.9
淋巴结

肺韧带

膈

图Ⅲ-1-12 下纵隔淋巴结清扫的准备工作

手术要点 注意不要剥离到下腔静脉后面。

11 清扫下纵隔（图Ⅲ-1-13）

● 在右下肺静脉的断端靠近尾侧处，切开腹侧的纵隔胸膜（仅纵隔胸膜），直至与上背侧的剥离处相连通。

● 从右下肺静脉的断端向尾侧切断腹侧的纵隔胸膜，肺韧带的最尾端可用凯利（Kelly）钳夹住、结扎并切断。

12 右肺下叶肺门的清扫（右肺下叶肺门的"减法"）（图Ⅲ-1-14）（参见本书Ⅳ.2.8）

● 在进行No.11s和No.11i淋巴结清扫时，牵引切断的支气管动脉下叶侧断端，之后再剥离No.12l淋巴结。朝末端侧剥离B6～B7、支气管动脉断端、支气管鞘和No.12l淋巴结。进行支气管的缝合和切断时，为了不切到淋巴结，必须剥离到能确认B6和底区的分支的程度。

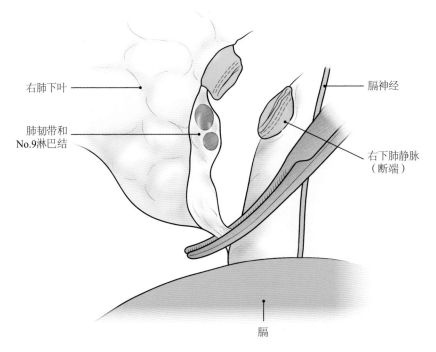

右肺下叶

肺韧带和
No.9淋巴结

膈神经

右下肺静脉
（断端）

膈

图Ⅲ-1-13 清扫下纵隔

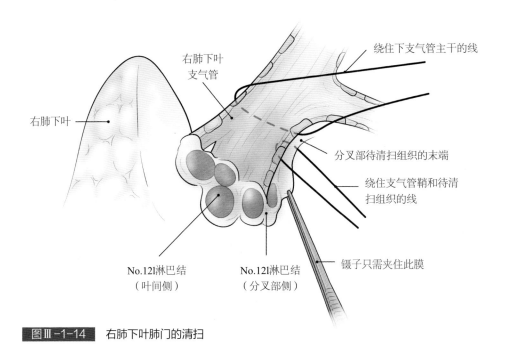

右肺下叶
支气管

绕住下支气管主干的线

右肺下叶

分叉部待清扫组织的末端

绕住支气管鞘和待清
扫组织的线

No.12l淋巴结
（叶间侧）

No.12l淋巴结
（分叉部侧）

镊子只需夹住此膜

图Ⅲ-1-14 右肺下叶肺门的清扫

● 剥离下叶支气管纵隔侧（No.7淋巴结侧）的步骤。

①从右肺下叶支气管腹侧的支气管鞘和支气管之间插入肺门剥离钳并贯通至背侧（图Ⅲ-1-15）。

②取1-0缝线2根，一根缠绕下叶支气管，另一根缠绕右肺下叶的尾侧并从右肺下叶肺门背侧牵出。

③第2根线绕过的组织是右肺下叶肺门连接分叉部的待清扫组织（右肺下叶肺门"减法"）（图Ⅲ-1-14，Ⅲ-1-16）。

④确认该组织中的淋巴结的位置，在淋巴结"颈部"结扎、切断。将右肺下叶侧待清扫组织和包含No.7淋巴结的分叉部待清扫组织切断。

⑤结扎后的分叉部侧的线头应该在分叉部待清扫组织的右侧末端。

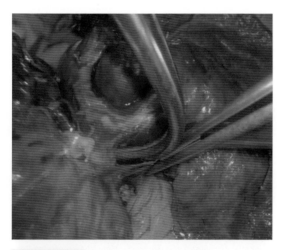

图Ⅲ-1-15　右肺下叶肺门的"减法"

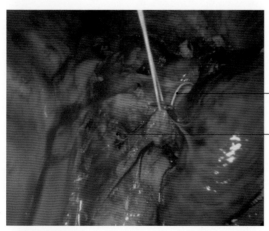

—— 缠绕右肺下叶支气管的线

—— 分叉部的淋巴结

图Ⅲ-1-16　右肺下叶和分叉部相连续的待清扫组织

13 切断右肺下叶支气管，切除右肺下叶（图Ⅲ–1–17）

- 使用TA（TX）型吻合器，沿Sweet法的方向缝合。
- 为了明确切断的边缘有无软骨以及支气管壁是否容易被压向Sweet法的方向等，可用触诊来确认并选择钉仓。男性患者一般选绿色，女性患者一般选蓝色。
- 用手术刀切断并摘除右肺下叶。

手术要点	重度吸烟者、合并糖尿病的患者或术前已接受治疗的患者术后发生POIB的风险很高。在这种情况下，可用带蒂的肋间肌皮瓣覆盖支气管残端（"U"形缝合）（参见本书Ⅲ.1.9）。

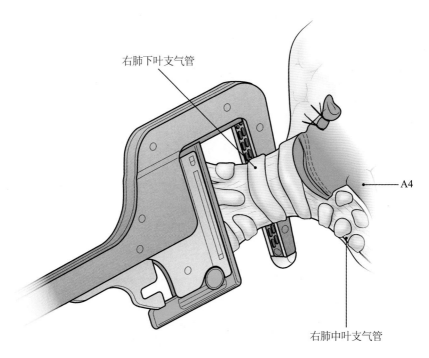

右肺下叶支气管

A4

右肺中叶支气管

图Ⅲ–1–17　右肺下叶支气管的切断

1.4 右肺中下叶切除术

癌研有明医院呼吸系统外科　奥村　荣

右肺中下叶切除术通常适用于No.11i淋巴结明显转移的病例。

右肺中下叶切除术的要点

- 如何确定中间支气管的切断顺序和分叉部清扫的顺序。
- 中间支气管的切断方向和支气管残端的覆盖物。

手术步骤（分叉部淋巴结与右肺中下叶不相连时）

①切开肺门背侧的纵隔胸膜，切断向中间支气管延伸的支气管动脉。

②从肺组织上剥离No.11s淋巴结（为切开右肺上叶和右肺下叶做好准备）。

③剥离到肺动脉干，确认asc.A2，并在尾侧切断肺动脉。

④在可能的情况下，切断从叶间的中枢侧发出的右中叶肺动脉。

⑤切开肺门腹侧的纵隔胸膜，切断右中叶肺静脉，剥离并暴露出右下肺静脉的腹侧面。

⑥从背侧暴露并切断右下叶肺静脉，清扫至肺韧带尾侧。

⑦在可能的情况下清扫No.11s淋巴结（从颅侧至右肺下叶侧）。

⑧分叉部的清扫（和右肺中下叶不相连时）：按照常规的分叉部清扫方法进行（参见本书Ⅳ.2.9）。

⑨切断中间支气管（使用自动吻合器时可用Sweet法切断）。

手术技巧	**在切除右肺中下叶的情况下，从腹侧部也能看到分叉部淋巴结** 　　可以按照常规的顺序从背侧开始清扫，也可以使用不同于切除右肺下叶时的方法，将右肺中下叶拉到背侧，在切断的肺动脉背侧牵引其血管鞘（图Ⅲ-1-18），就能从腹侧看到分叉部淋巴结了，也可以从分叉部腹侧剥离淋巴结。

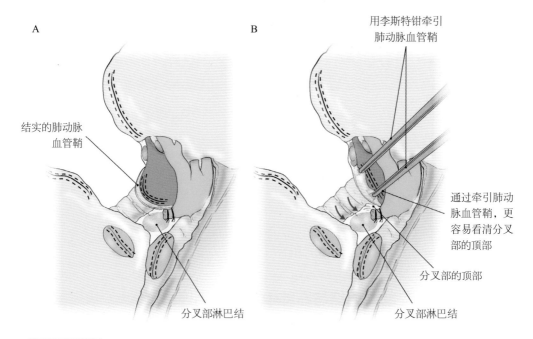

A

B

用李斯特钳牵引
肺动脉血管鞘

结实的肺动脉
血管鞘

通过牵引肺动
脉血管鞘，更
容易看清分叉
部的顶部

分叉部的顶部

分叉部淋巴结

分叉部淋巴结

图Ⅲ-1-18 牵引肺动脉血管鞘之前（A）和牵引肺动脉血管鞘之后（B）

切断中间支气管的技术要点

中间支气管的切断是通过从背侧插入自动吻合器、沿Sweet法的方向进行的。在支气管升支和中间支气管之间存在气管隆嵴的情况下，应将自动吻合器避开气管隆嵴，稍微往末端靠近（图Ⅲ-1-19）。被自动吻合器夹住的支

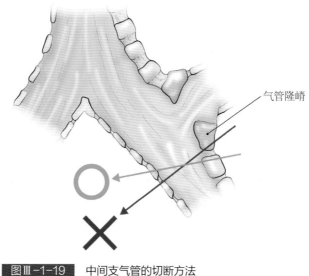

气管隆嵴

图Ⅲ-1-19 中间支气管的切断方法

气管软骨通常不会完全贴合到气管膜样部，多数是单侧或双侧的一部分软骨被折叠并缝合，内面可能略短（图Ⅲ-1-20）。按照经验，这是由中间支气管的残端发生了分叉部缺血性变化引起的。

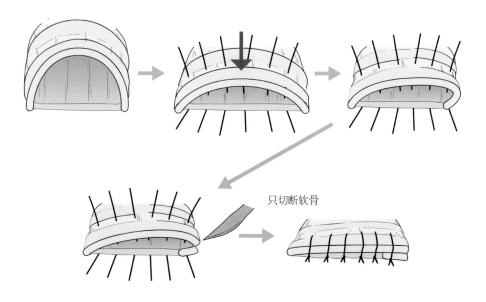

只切断软骨

图Ⅲ-1-20 用 Sweet 法缝合并关闭中间支气管

手术技巧	**通过手动缝合来关闭中间支气管的残端** 　　在没有自动吻合器的时代，切除中下叶之后用Sweet法来缝合。因此，需要预先想好怎样把支气管软骨折叠后用4-0 缝线缝合。在大多数的病例中，通过将单侧支气管软骨折叠来关闭残端（图Ⅲ-1-20）。对于支气管比较硬的男性患者，可用手术刀在将被折叠的支气管软骨（只需一根）的顶点处切开以方便折叠。用手术刀只切断软骨即可，保留内侧的黏膜组织。

中间支气管残端的覆盖

● 如同右肺下叶支气管残端一样，中间支气管残端也容易发生由淋巴结清扫导致的缺血性变化。为了预防该并发症，开胸前应用带蒂的肋间肌皮瓣覆盖支气管残端（"U"形缝合）（参见本书Ⅲ.1.9）。

1.5 右全肺切除术

癌研有明医院呼吸系统外科　奥村　荣

当肿瘤浸润右肺门而需切除右肺时，根据浸润部位的不同，手术方法也不同。本节将介绍常规的右全肺（包括主支气管、在正常部位的肺动脉和肺静脉）切除术的要点。

手术要点

1 肺动脉干的切断
2 右全肺切除术中分叉部的清扫
3 右主支气管的切断和残端的覆盖

手术方法

1 肺动脉干的切断

- 通常，肺癌从右肺动脉浸润到中枢侧肺动脉的情况比较少见。
- 重要的是右上叶肺动脉中枢侧可以剥离的长度是多少。
- 在正常情况下，连接右肺动脉的肺动脉干的剥离步骤如下。

①从右肺动脉的颅侧至肺动脉干的中枢侧进行剥离。

②在上腔静脉壁和肺动脉干之间进行剥离，尽可能剥离腹侧面之后，用肺门剥离钳进行背侧剥离（也可以进行手动剥离）。

③确认位于右上叶肺静脉颅侧的肺动脉，并将其从尾侧边缘剥离至中枢侧之后，再进行背侧剥离（此处也可以进行手动剥离）。

④如果可以将双重彭罗斯引流管轻松地从右上叶肺动脉穿至中枢侧，再从中枢侧到达肺侧，即可用自动缝合装置［TA（TX）型吻合器］将右肺动脉切断（图Ⅲ-1-21）。

⑤如果双重彭罗斯引流管无法绕过上述部位，则可用常规方法切断右上叶肺动脉，且中枢侧的关闭可以从右肺动脉的靠中枢侧进行，肺侧的关闭在靠近右肺动脉的末梢侧进行（图Ⅲ-1-22）。

手术技巧	• 如果想剥离中枢侧的肺动脉干，可以采用在上肺静脉的腹侧切开心包至肺动脉的方法（参见本书Ⅱ.1.4）。 • 从上腔静脉和主动脉之间到肺动脉干的剥离方法请参见本书Ⅱ.1.4。

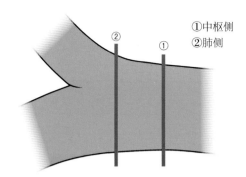

图Ⅲ-1-21 肺动脉干缝合部位（双重彭罗斯引流管能顺利通过的情况）

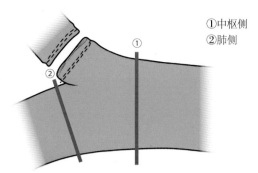

图Ⅲ-1-22 肺动脉干缝合部位（双重彭罗斯引流管不能通过的情况）

2 右全肺切除术中分叉部的清扫

- 和通常的肺叶（下叶）切除术中的清扫不同的是，此分叉部的清扫不仅可以从背侧开始，也可以从右主支气管前侧和分叉部淋巴结开始。
- 在右上叶肺动脉的中间处切断肺动脉，切断上、下肺静脉（完成下肺韧带的清扫），用2把李斯特钳固定特别结实的肺动脉血管鞘并朝着腹侧方向牵引，从腹侧可以看到分叉部（图Ⅲ-1-23）。

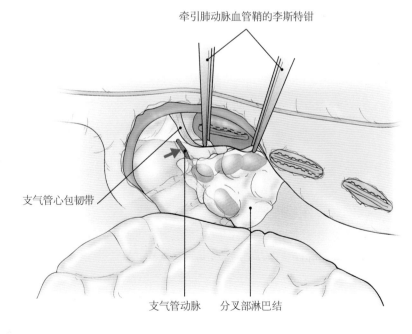

图Ⅲ-1-23 右全肺切除时分叉部的清扫

- 为了获得较好的术野，可以从腹侧看分叉部的顶部。可以在此视野范围内切断走行于左主支气管前方到分叉部顶部的支气管动脉（图Ⅲ-1-23箭头，图Ⅲ-1-24短箭头）。

- 分叉部的清扫也一样，尽可能地从分叉部前面剥离至背侧。

- 切断支气管，暴露周围的支气管软骨，从分叉部顶部到支气管内侧的剥离也能从腹侧完成。

- 完成上述操作后，从背侧分叉部开始进行正常的清扫。

手术技巧	**肺动脉血管鞘和气管、支气管心包韧带的关系** 　　将肺动脉干切断，在动脉的背侧，也就是心包侧有较结实的血管鞘。在颅侧，有一层向气管方向延伸的膜状物，这就是支气管心包韧带（图Ⅲ-1-23，Ⅲ-1-24）。这个韧带的左侧连接着包裹主动脉弓的心包。

■ 右主支气管的切断和分叉部淋巴结的清扫

- 进行从腹侧到分叉部的清扫时，首先要暴露右主支气管的前端部分，从右主支气管的外侧分叉部剥离。最好把分叉部淋巴结和支气管间也一并剥离。以同样的方式再从背侧剥离，游离出分叉部的淋巴结。

- 末梢侧分叉部的淋巴结只需从心包上剥离即可。

- 处理右主支气管时将自动吻合器从背侧插入，再用Sweet法切断。

- 切断右主支气管后，分叉部顶部的视野就会更加开阔，就更容易从腹侧清扫分叉部顶部附近（图Ⅲ-1-24）。对于左主支气管的末端侧，也可以依此方法操作（也可以用一般方法从背侧操作），请参见本书Ⅲ.1.9。

3 右主支气管的切断和支气管残端覆盖

- 右主支气管的残端不会出现供血不足的情况，但是和左全肺切除术不同的是，胸腔内部完全暴露之后，缝合不全会导致致命的并发症。因此，在开胸时应利用事先准备好的肋间肌皮瓣来覆盖支气管残端（"U"形缝合）（参见本书Ⅲ.1.9）。

A. 示意图

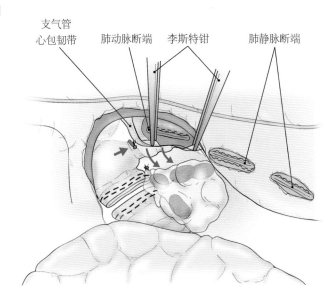

支气管
心包韧带　肺动脉断端　李斯特钳　肺静脉端

B. 被切断前的右主支气管

用2把李斯特钳牵引
肺动脉血管鞘

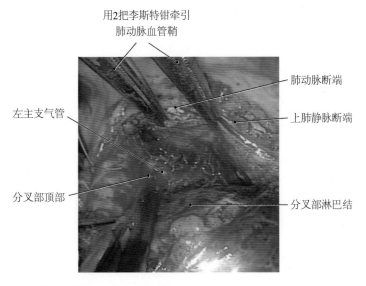

肺动脉断端

上肺静脉断端

左主支气管

分叉部顶部

分叉部淋巴结

图Ⅲ-1-24 清扫分叉部顶部

1.6 左肺上叶切除术

癌研有明医院呼吸系统外科　**中尾将之**

术前检查

- 通过CT检查，确认舌叶肺动脉的分支类型（叶间型或纵隔型），以及有无肺静脉在解剖学上的特殊情况（如肺静脉共同干）。

手术步骤

1 切开背侧的纵隔胸膜，切断支气管动脉

2 游离迷走神经

3 纵向切开肺动脉血管鞘

4 确认A1+2c和A6，切断A1+2c

5 暴露叶间肺动脉，切断后方叶间

6 暴露和切断舌叶肺动脉

7 切断A1+2a+b和A3

8 切开肺门腹侧纵隔胸膜，剥离和切断左上肺静脉

9 切断前方叶间

10 清扫肺门和叶间淋巴结（No.11～No.12u淋巴结）

11 切断左肺上叶支气管，切除左肺上叶

手术方法

1 **切开背侧的纵隔胸膜，切断支气管动脉（图Ⅲ–1–25）**

- 切开肺门背侧的纵隔胸膜，尾侧切至主支气管下缘，颅侧切至肺动脉颅侧边缘。

- 确认迷走神经的走行，在肺动脉到支气管水平，识别并剥离从主动脉分支进入的支气管动脉。如果主动脉前面有处理空间，则可在迷走神经的背侧将支气管动脉结扎切断。

手术技巧	● 这时如果能切断支气管动脉的根部，则可以避免在下一步的肺门清扫时出血。但是如果主动脉和迷走神经间的距离狭窄，则进行上述操作会比较困难。支气管动脉根部出血的处理比较麻烦，在没有足够空间的情况下，不必勉强操作。

2 游离迷走神经

- 把迷走神经从周围组织中剥离出来，确认左肺上叶。
- 在肺支的中枢侧和末梢侧，用两条胶布固定迷走神经，然后轻轻牵引，之间的组织便会从神经上剥离。
- 将**1**中切断的支气管动脉末端牵引到迷走神经被剥离后的主支气管处。

3 纵向切开肺动脉血管鞘

- 在主支气管的颅侧剥离肺动脉干血管鞘，并将血管鞘纵向切开。
- 从肺动脉开始剥离位于背侧（气管支侧）的血管鞘，用手术剪头部从内侧剥离至主支气管壁［这部分血管鞘将是主支气管外侧待清扫组织（No.10淋巴结）的一部分］。

4 确认 A1+2c 和 A6，切断 A1+2c（图Ⅲ-1-26）

- 将肺侧的血管鞘向叶间方向切开，确保肺动脉和肺组织间隔一定的距离。
- 到达肺部边缘后，沿着左肺下叶的边缘切开，直至尾侧，确认A6分支。颅侧应将血管鞘向肺侧剥离以确认A1+2c的上升。用肺门剥离钳沿着肺动脉在A1+2c和A6之间尽可能地剥离。

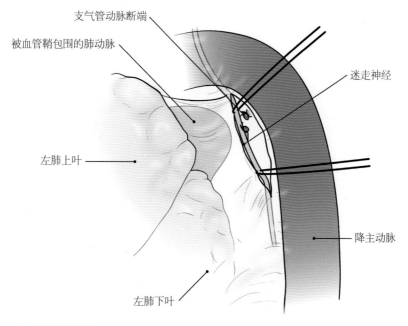

支气管动脉断端

被血管鞘包围的肺动脉

迷走神经

左肺上叶

降主动脉

左肺下叶

图Ⅲ-1-25　切断支气管动脉和游离迷走神经

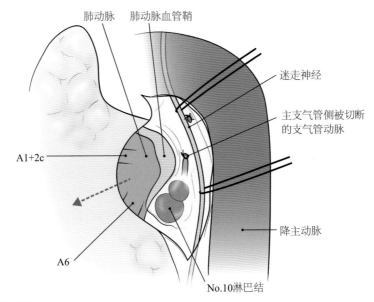

肺动脉　肺动脉血管鞘

迷走神经

主支气管侧被切断
的支气管动脉

A1+2c

降主动脉

A6

No.10淋巴结

图Ⅲ-1-26　剥离肺动脉背侧

● 如果A1+2c已经剥离到足够的距离，这时可结扎并切断A1+2c。

5 暴露叶间肺动脉，切断后方叶间（图Ⅲ-1-27）

● 切开叶间胸膜至叶间肺动脉。切开血管鞘，并向中枢侧剥离，直至在背侧与 **4** 中的剥离层相连通。使用彭罗斯引流管引导穿过通路，用自动吻合器切断、缝合后方的叶间肺实质。

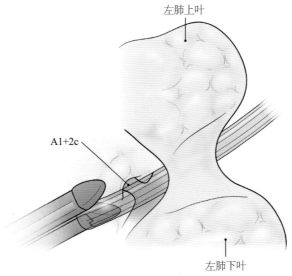

左肺上叶

A1+2c

左肺下叶

图Ⅲ-1-27　切断后方叶间肺实质

手术技巧	无法到达叶间肺动脉时，可从背侧一点一点地用手术钳夹住肺组织并结扎。在肺组织本身比较厚的情况下，胸膜侧和肺动脉血管鞘侧分两层切断肺叶间（参见本书 II.1.6）。

6 暴露和切断舌叶肺动脉（图III-1-28）

● 确认舌叶肺动脉是否凸起。纵向切开血管鞘，确保有足够的距离之后再结扎并切断舌叶肺动脉。

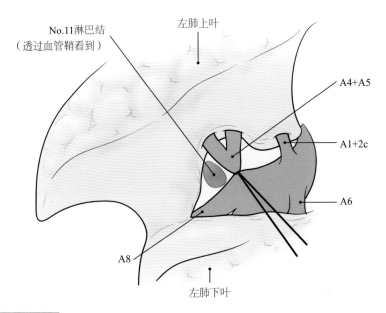

图III-1-28 暴露并切断舌叶肺动脉

● 注意在进行血管鞘内剥离时，不要损伤内面尾侧的No.11淋巴结。由于通常距离A4、A5分叉部较短，故对末端在分叉部水平结扎。

● 切断后能透视到被剥离后残留在血管鞘内侧的淋巴结。

7 切断 A1+2a+b 和 A3（图III -1-29）

● 向中枢侧剥离肺动脉血管鞘，确认A1+2a+b和A3的根部。

● 分别纵向切开A1+2a+b和A3的血管鞘，并尽可能进行长距离剥离。

● 在背侧（气管支侧），由于存在淋巴结，所以要意识到从背侧剥离相对于从外侧剥离，距离变短了。

● 使用自动吻合器或者结扎均可，如果没有足够的距离，可以在中枢侧进行双重结扎。

- 关于A3，如果从术者站立的背侧插入自动吻合器，它将与肺动脉主干平行，从而更容易插入。在这种情况下，关键是要充分地实施A3中枢侧的肺动脉干的剥离。
- 左上肺静脉的存在导致难以暴露A3根部，故可先切断左上肺静脉，再从腹侧剥离、暴露A3根部。

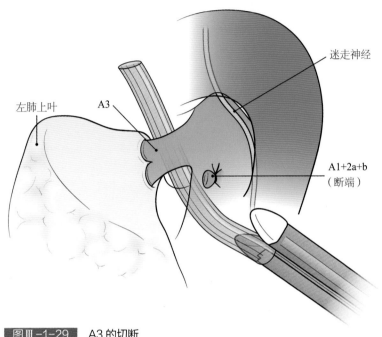

图Ⅲ-1-29　A3 的切断

8 切开肺门腹侧纵隔胸膜，剥离和切断左上肺静脉（图Ⅲ-1-30）

- 切开肺门腹侧胸膜。在颅侧，应将其与肺动脉颅侧缘连接至背侧的切开线处。在尾侧，沿着心包和胸膜的边界切开，务必确认肺静脉的位置（以避免因罕见的肺静脉共同干而导致误认）。
- 纵向切开肺动脉血管鞘。注意不要剥离在上缘处的肺动脉血管鞘，尽可能剥离肺静脉血管鞘中的肺静脉。
- 注意在下缘凸出处打开心包。为此，应事先在左上肺静脉尾侧（静脉间）暴露心包。
- 注意内侧有支气管走行，纵隔型的舌叶处有肺动脉走行。
- 将V1～V3和V4～V5的末端侧分别进行结扎。在中枢侧采用TA（TX）型吻合器进行一次缝合。过长的左上肺静脉断端容易引发血栓形成风险，所以应尽可能地靠近中枢侧进行操作。

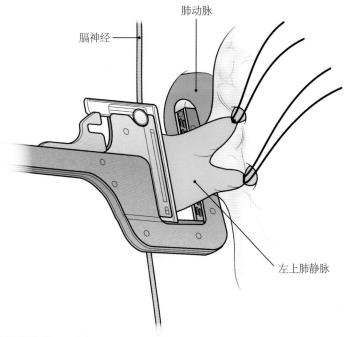

膈神经

肺动脉

左上肺静脉

图 Ⅲ-1-30　切断左上肺静脉

9　切断前方叶间

- 在切断后的上肺静脉内侧可触及支气管层。识别气管隆嵴和No.11淋巴结，并尽可能地将No.11淋巴结与肺实质剥离，并使它们保持一定的距离（和胸腔镜手术相比，站在腹侧的术者通常难以获得该区域的视野）。
- 确认肺叶间No.11淋巴结的轮廓。在淋巴结和肺组织的交界处略靠近尾侧（近B8处）的部位切开血管鞘，剥离淋巴结和肺叶。在此用李斯特钳开通一条通往肺门方向且已经剥离好的通路。
- 此时不要横向插入李斯特钳，而要以几乎垂直的角度将其插入。以彭罗斯引流管为引导，用自动吻合器切断腹侧肺叶间。

10　清扫肺门和叶间淋巴结（No.11 ~ No.12u 淋巴结）（图 Ⅲ-1-31）

- 左肺上叶的No.11淋巴结和No.12u淋巴结需一并被清扫。
- 首先，在上叶支气管背侧的颅侧暴露支气管壁（支气管软骨）。这个部位无支气管动脉，可较容易地到达支气管壁。从这里开始沿顺时针方向剥离支气管膜样部，结扎并切断支气管膜样部的支气管动脉，将其末端侧与支气管鞘和淋巴结一起向上剥离至气管隆嵴。

- 暴露No.11淋巴结背侧的B8。在No.11淋巴结和No.12l淋巴结的"颈部"沿着B8结扎并切断支气管动脉。夹持住左肺上叶的结扎线部位，从B8和舌叶支的下缘开始朝着No.11淋巴结向上剥离。
- 就这样从下缘向上缘剥离左肺上叶支气管的前面（软骨侧），该区域很少有淋巴结。较理想的剥离程度是能看到上叶前段支气管和舌叶支气管。左肺上叶支气管有支气管动脉，将其结扎、切断之后再回到剥离的起点，这样就完成了全周剥离。

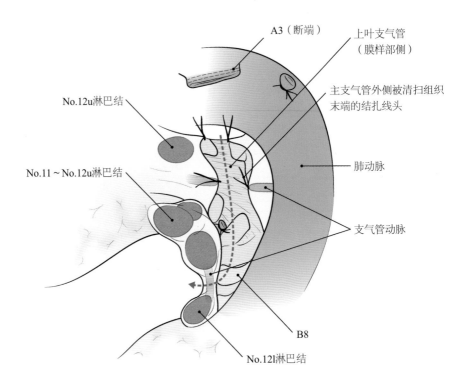

图Ⅲ-1-31 No.11 ～ No.12u 淋巴结的清扫

手术技巧	• 不仅在左肺上叶切除术中，其他情况下的肺门和叶间淋巴结的清扫原则上均是在切断叶间后操作。遇到分叶不全的情况时，也应尽量先切断叶间。 • 确保足够的视野并确定待清扫淋巴结的范围，这是淋巴结清扫术非常重要的一步。

11 切断左肺上叶支气管，切除左肺上叶（图Ⅲ-1-32）

- 将1-0缝线绕过左肺上叶支气管。

- 将肺叶向前方轻推，从背侧放入TA（TX）型吻合器。在上叶前段支气管和舌叶支气管分叉部有较硬软骨的情况下，吻合器应避开此处。

- 另外，为了避免切断左肺上叶支气管之后支气管膜样部短缩，应从背侧以垂直角度插入和缝合，用手术刀切断左肺上叶并将其摘除。

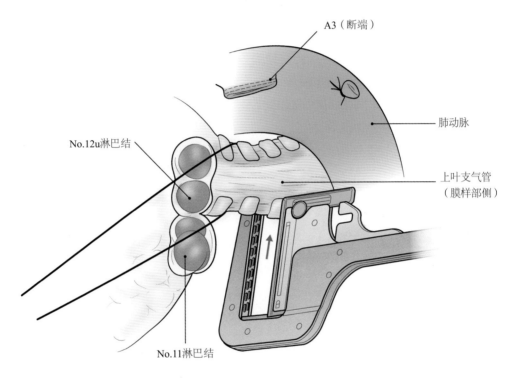

A3（断端）

肺动脉

上叶支气管
（膜样部侧）

No.12u淋巴结

No.11淋巴结

图Ⅲ-1-32 左肺上叶支气管的切断

1.7 左肺下叶切除术

癌研有明医院呼吸系统外科　**松浦阳介**

术前处理

- **基本事项**
  - 治疗右下叶肺癌时，不能省略No.4L、No.5、No.6淋巴结的清扫。其原因是，虽然癌细胞转移的发生率低至5％～10％，但这些转移病例的预后与分叉部的N2病例的几乎相同。
  - 进行肺门与肺叶之间的清扫时，主支气管外侧区域和支气管分叉部要分段清扫。
  - 主支气管外侧和支气管分叉部的清扫，须在左肺下叶切除后进行。
- **术前进行CT检查以确认以下内容**
  - 分叶：A1+2c和A6的位置关系，会影响上区/S6叶间的切断，因此较为重要。
  - 肺动脉：检查从A8到舌叶有无分支，如有，确认各分支的情况。
  - 肺静脉：确认是否存在共同干情况。
- **麻醉**
  - 不使用右侧双腔管。使用材质柔软的左侧双腔管。

手术步骤

1 开胸	**5** 清扫肺门（在左肺下叶肺门沿逆时针方向清扫）
2 肺门背侧的操作	**6** 切断支气管
3 肺叶间的操作	**7** 清扫纵隔淋巴结
4 肺门腹侧的操作	**8** 关闭胸腔

手术方法

1 开胸

- 胸腔镜检查：务必做2个切口。仔细确认是否有播散以及是否伴有恶性胸腔积液。

● 一般在第5肋间隙的后侧开胸，在第5肋后方切断。

● 开胸后，仔细确认胸腔内部，并用100 mL生理盐水洗净胸腔内部。

2 肺门背侧的操作

● 用肺叶钳夹住S1+2和S6，把肺叶朝腹侧旋转，并可根据需要旋转手术台。

● 切开肺门背侧的纵隔胸膜。从颅侧尽量沿肺部向腹侧切开，而在尾侧则向左肺下叶切开至迷走神经左肺下叶支处，注意迷走神经的走行。

● 用血管胶带固定迷走神经主干（图Ⅲ-1-33），并将其向切口外牵引。将腹侧的迷走神经的左肺上叶分支和左肺下叶分支分别结扎。

手术技巧	此时可牵引结扎线头，这样有助于开阔视野（图Ⅲ-1-34）。

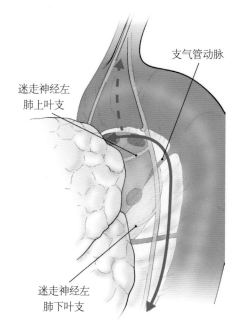

支气管动脉

迷走神经左
肺上叶支

迷走神经左
肺下叶支

图Ⅲ-1-33 固定迷走神经主干

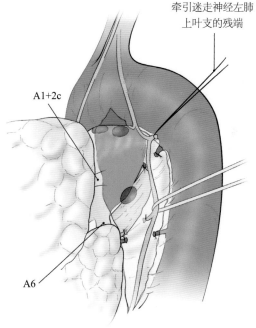

牵引迷走神经左肺
上叶支的残端

A1+2c

A6

图Ⅲ-1-34 切断迷走神经的左肺上叶支和
左肺下叶支，剥离肺动脉干

● 从主动脉直接分支出来的支气管动脉，如果可以剥离足够的距离，则在此时进行结扎（不必勉强操作）。

● 从背侧剥离肺动脉干。纵向切开血管鞘，确认A1+2c和A6的根部。此处是上区/S6肺叶间切断的出口。如果能将A6最大限度地剥离至末端，此时可结扎A6（图Ⅲ-1-34）。

3 肺叶间的操作

※在此仅介绍通过叶间到达肺动脉的手术过程。

● 切开叶间胸膜，直至肺动脉干。

● 纵向切开肺动脉血管鞘。血管鞘将肺门淋巴结覆盖，注意不要暴露淋巴结被膜。

● 确认A1+2c和A6根部，事先与预先准备好的背侧出口相连通，使用自动吻合器切断上区和S6叶间。

● 向末端侧剥离肺动脉干，确认舌叶肺动脉和A8的位置。在无法确认是舌叶肺动脉还是A8的情况下，继续向末端侧剥离后再确认。如果背侧的A6还未切断，此时可切断A6（图Ⅲ-1-35）。剥离A8～A10，用自动吻合器切断，或者结扎后切断（图Ⅲ-1-36）。

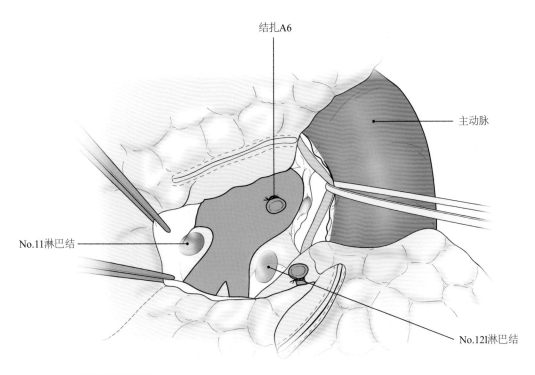

图Ⅲ-1-35 切断背侧的叶间

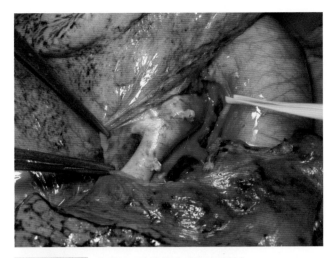

图Ⅲ-1-36 切断A6（肺基底动脉处理前）

被血管鞘覆盖的No.11和No.12l淋巴结

4 肺门腹侧的操作

- 切开肺门腹侧的纵隔胸膜，颅侧切至超过肺静脉下缘，尾侧切至肺韧带前方。
- 用李斯特钳牵引心包，确认心包的状态（图Ⅲ-1-37）。

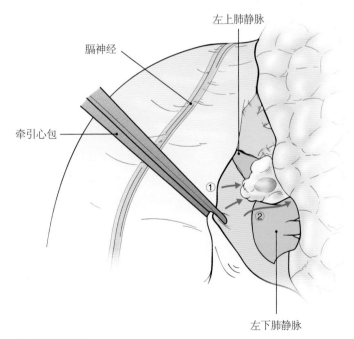

图Ⅲ-1-37 确认心包状态

● 确认左上肺静脉下缘和静脉间。剥离静脉间脂肪（**图III-1-37 ①**）和左下肺静脉腹侧（**图III-1-37 ②**）。这里的静脉间组织是支气管分叉部待清扫组织的左侧末端。此时，从心包剥离左下肺静脉尾侧的待清扫组织，只保留背侧纵隔胸膜（**图III-1-38**）。

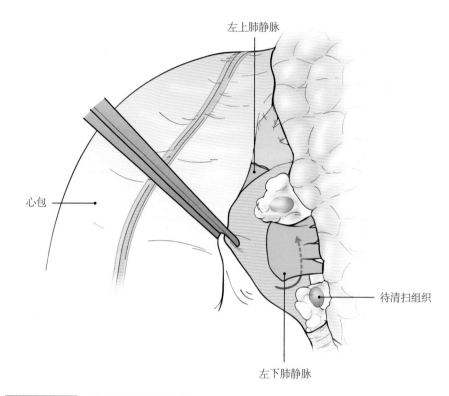

左上肺静脉

心包

待清扫组织

左下肺静脉

图III-1-38　剥离左下肺静脉腹侧

● 把视线移到背侧，从左下肺静脉的背侧开始剥离（**图III-1-39 ①**）。由于背侧的内侧纵隔胸膜为单层膜，如果在其尾侧切开，则可以与心包在腹侧连接。向尾侧把膜切开（**图III-1-39 ②**），将肺韧带的尾侧端结扎并切断，完成肺韧带的清扫（**图III-1-39**）。

● 固定左下肺静脉并将其切断。用自动吻合器缝合或者进行结扎处理。

● 分别从腹侧和背侧确认No.11淋巴结，在肺侧连通舌叶和S8间，然后用自动吻合器切断。

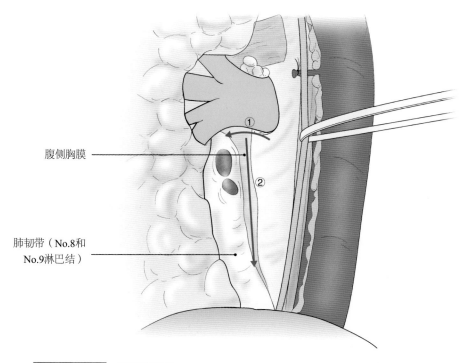

腹侧胸膜

肺韧带（No.8和
No.9淋巴结）

图Ⅲ-1-39   处理肺韧带

5 **清扫肺门（在左肺下叶肺门沿逆时针方向清扫）**

- 从主支气管末端背侧对支气管鞘进行剥离（图Ⅲ-1-40）。
- 纵向切开肺动脉血管鞘的内侧和外侧，连至支气管，将其和支气管动脉一并切断和结扎（清扫时可牵引末端线结，中枢侧的线结是主支气管外侧待清扫组织末端的标记）（图Ⅲ-1-41）。
- 边牵引末端线结，边将支气管鞘剥离至支气管升支颅侧（图Ⅲ-1-41红色箭头）。
- 将左肺上叶支气管根部的支气管鞘从颅侧剥离至尾侧（肺叶间侧）。
- 从舌叶支气管剥离至No.11淋巴结，再剥离至舌叶支气管尾侧（图Ⅲ-1-42）。
- 如果No.11淋巴结与主支气管腹侧淋巴结不相连，则沿着B8方向进行清扫。此时注意从分叉部到No.11淋巴结的支气管动脉。
- 把左肺下叶翻到颅侧，从支气管处剥离与分叉部相连的组织，并将其和分叉部待清扫组织切断，以确保切断支气管时所需的距离。

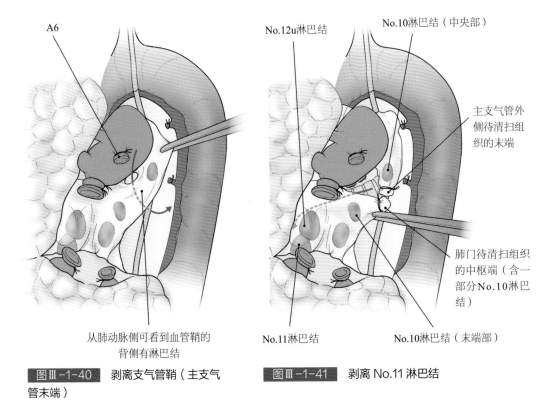

A6

从肺动脉侧可看到血管鞘的
背侧有淋巴结

图Ⅲ-1-40   剥离支气管鞘（主支气
管末端）

No.12u淋巴结

No.10淋巴结（中央部）

主支气管外
侧待清扫组
织的末端

肺门待清扫组织
的中枢端（含一
部分No.10淋巴
结）

No.11淋巴结   No.10淋巴结（末端部）

图Ⅲ-1-41   剥离 No.11 淋巴结

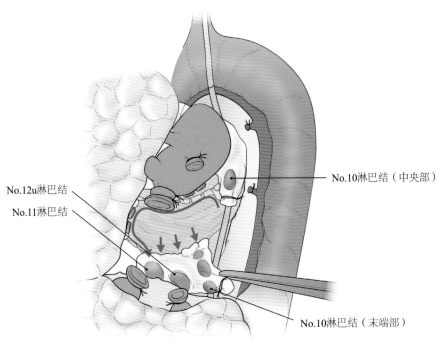

No.12u淋巴结

No.11淋巴结

No.10淋巴结（中央部）

No.10淋巴结（末端部）

图Ⅲ-1-42   左肺下叶肺门方向的清扫

手术要点	● 切断肺叶、肺动脉和肺静脉后再清扫左肺下叶支气管肺门周围。 ● 和主支气管外侧（No.10～No.4L淋巴结连续清扫）待清扫区域分开。 ● 确认支气管鞘并牵引支气管动脉结扎线后，再进行清扫。 ● 从左肺上叶支气管背侧周边向No.11淋巴结清扫，沿着B8到达分叉部待清扫区域，沿逆时针方向清扫左肺下叶肺门区域。

6 切断支气管

- 固定左肺下叶支气管，用1-0缝线将其缠绕。
- 使用平行闭合型自动吻合器沿Sweet法的方向切断支气管。
- 将切下的组织从创口中取出。

手术要点	务必触诊确认支气管的硬度和气管隆嵴的位置。

7 清扫纵隔淋巴结

参见本书Ⅳ.2.11。

8 关闭胸腔

参见本书Ⅱ.1.8。

1.8 左全肺切除术

癌研有明医院呼吸系统外科　奥村　荣

当癌细胞已经转移至肺叶间淋巴结，或者上叶肺癌在肺动脉根部出现Bulky N1（肿大淋巴结转移）时，大多数情况下需要进行左全肺切除术。根据最新的医学进展，可用支气管/肺动脉双袖式切除术（double sleeve）替代左全肺切除术。本节介绍通常情况下（肺门无浸润）左全肺切除术的一些手术技巧。

术前讨论事项

- 气管插管时是否采取右侧插管的方式？

  ①在左主支气管、支气管升支和支气管降支入口处发生病变，或者癌灶周围伴有化脓、溃疡等且有痰液和脓液流出的情况下，选择右插管比较合适。如果无上述情况，原则上左、右侧插管均可。

  ②通过右侧插管进行左右分开通气时的问题是，右肺上叶的通气是否顺利，最糟糕的情况是出现左肺通气，这可能会使手术操作变得非常困难。

  ③左侧插管时，在充分换气后可进行浅插，通过触诊确认左主支气管里有无插管，以便后续切断支气管。

- 支气管和血管的处理步骤是怎样的？
- 暴露左主支气管周围和清扫淋巴结的顺序是怎样的？
- 支气管的切断方向是怎样的？

支气管和血管的处理步骤（左肺与分叉部淋巴结相连时的清扫方法）

1. 切断肺动脉、肺静脉后到达左主支气管的软骨面
2. 清扫分叉部，剥离支气管
3. 清扫主支气管外侧，剥离支气管

支气管和血管的处理方法（左肺与分叉部淋巴结相连时的清扫方法）

- 在肺门无浸润的情况下，按照"切断左上肺静脉→切断肺动脉干→切断左下肺静脉→在上肺静脉背侧触诊支气管→清扫分叉部和主支气管周围→切断支气管"的顺序进行。

- 在切断肺动脉前先切断左上肺静脉，这样更容易看清肺动脉干的尾侧，会有比较好的视野，以便剥离和切断肺动脉干。

- 剥离肺动脉干时，通常将比A3更偏向中枢侧的心包外侧的肺动脉全周暴露出来并切断。可根据情况切断动脉韧带来确保肺动脉的长度。如果想进一步延长暴露的肺动脉长度，可切开心包，即所谓的"肺动脉延伸"（参见本书 II.1.5）。

- 剥离到上肺静脉背侧的支气管，不仅有助于分叉部淋巴结和主支气管外侧的剥离，还有利于固定主支气管（转动彭罗斯引流管）。

1 切断肺动脉、肺静脉后到达左主支气管的软骨面（图 III-1-43）

- 如果能找到左上肺静脉断端背侧的心包边缘，用李斯特钳牵引其边缘，触诊背侧的支气管。稍微靠近中央部的支气管是左全肺切除时支气管被切断的部位。

- 在主支气管的中央，纵向切开支气管鞘，并将其向分叉部和软骨外侧剥离。

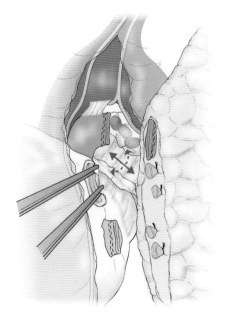

图 III-1-43　切断肺动脉和肺静脉

● 分别剥离到能看到软骨边缘的程度，这样既有利于清扫分叉部和主支气管外侧，也有利于暴露支气管。

2 清扫分叉部，剥离支气管（图Ⅲ-1-44）

● 处理完血管后，把左肺叶往上翻，以便于操作，往上翻时注意不要使气管插管移位。

● 连同待切除的肺一起清扫的步骤和单独清扫的步骤是不同的。

● 单独清扫可采用常规清扫步骤（参见本书Ⅳ.2.13）。

● 若连同待切除的肺一起清扫，右侧的清扫操作和常规方法是一样的（图Ⅲ-1-44①）。由于左侧不能向顶部清扫，可在主支气管外侧的中间位置剥离支气管，从腹侧剥离分叉部的淋巴结和支气管，插入彭罗斯引流管。再从这个部位向顶部剥离（图Ⅲ-1-44②）

● 也可以先完成主支气管外侧清扫，切断支气管后，再向顶部清扫。

3 清扫主支气管外侧，剥离支气管（图Ⅲ-1-45）

● 对于左主支气管外侧的清扫，可用常规的外侧清扫方法从中间位置开始清扫（图Ⅲ-1-45）。

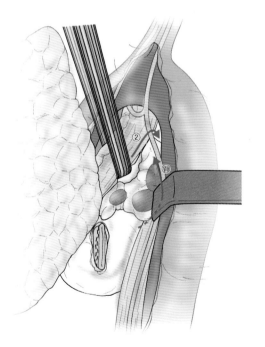

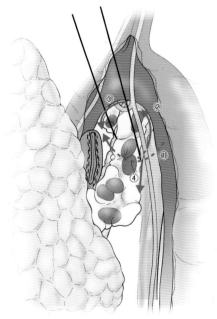

| 图Ⅲ-1-44 | 清扫分叉部和剥离支气管 | 图Ⅲ-1-45 | 清扫主支气管外侧和剥离支气管 |

- 在主支气管的中段到达支气管壁，剥离并清扫组织直至肺动脉侧（图Ⅲ-1-45①），开放内、外肺动脉的血管鞘并用缝线牵引，按照"从中间位置朝着颅侧No.4L淋巴结方向、返回神经、腹侧"的顺序进行清扫（图Ⅲ-1-45②③）。
- 清扫完No.4L淋巴结顶部，再向肺门侧剥离（图Ⅲ-1-45④），暴露支气管范围内的支气管软骨术野。

切断左主支气管（图Ⅲ-1-46）

- 在癌研有明医院，进行开胸手术时，通常切开约20 cm的皮肤切口以打开胸腔（在第5肋间隙后侧开胸并切断第5肋的后部）。用TA（TX）型吻合器切断支气管。
- 左侧主支气管的切断步骤与右侧的相同，用自动吻合器从背侧沿Sweet法的方向切断，有时也沿overholt法的方向插入后切断。
- 沿overholt法的方向切断时要留意的一点是，插入缝合器以使内侧和外侧的支气管软骨相吻合（图Ⅲ-1-46）。
- 无论采用何种切断和缝合方式，都需要预留距离分叉部2～3圈的距离后再进行切断。

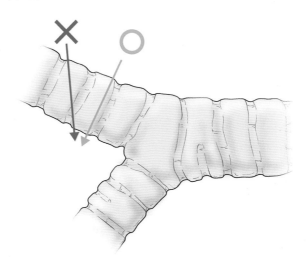

图Ⅲ-1-46 　切断左主支气管（沿 overholt 法的方向插入）

1.9 支气管残端（支气管吻合部）的覆盖

癌研有明医院呼吸系统外科　**奥村　荣**

目前，对于重度吸烟和合并糖尿病等的患者，通常在右肺下叶和中下叶切除术后进行支气管残端的覆盖，通常使用肋间肌皮瓣来覆盖。

用于覆盖的组织及其采集方法

■ 心包脂肪瓣

无须为此做太多准备，心包脂肪瓣很容易采集到，也很容易被插入支气管和肺动脉之间的狭窄空间，目前许多医疗机构都在使用。虽然现在用它来预防支气管残端炎症导致的瘘，但其作用仍然值得怀疑。癌研有明医院曾有一段时间在为右上叶和左上叶的肺癌患者进行分叉部清扫时，几乎在所有情况下都用心包脂肪瓣覆盖肺叶切除后的支气管残端。笔者曾遇到过这样一种情况，经过放射治疗的右上叶肺癌伴胸腔内恶性淋巴瘤的患者，术后缝合到肺瘘部的脂肪组织植入良好，但中间支气管残端发生了残端瘘，其中脂肪仅在该部位发生了坏死。

● 心包脂肪瓣的采集步骤如下（几乎所有步骤都用电刀操作）。

用2把手术钳夹住并牵引无脂肪的心包，展开心包和附在心包上的脂肪。

①用电刀从上述部位切开胸膜。

②从心包表面剥离并切开胸膜的脂肪组织。

③切开膈神经侧胸膜的颅侧。

④将胸骨侧切开，直至颅侧。

⑤此外，从心包剥离心包脂肪组织和胸腺。

⑥在胸腺左、右两侧之间的颅侧做1个切口。

■ 肋间肌皮瓣

一般在开胸前完成采集。在癌研有明医院，对于右下叶肺癌病例，在第5肋间隙开胸，在第6肋间隙后方切断。由于开胸器会或多或少挤压到组织，所以在必要时也可以在第5肋间隙制作肋间肌皮瓣。对于支气管残端的覆盖，应将其对准胸膜侧覆盖。

● 肋间肌皮瓣的制作方法。

①在第6肋上方做1个小切口，并检查胸腔中是否有粘连。

②用左手确认第5肋的下缘，在距其下缘2～3 mm处用电刀切开（图Ⅲ-1-47）。

③在腹侧用器械剥离肋骨骨膜，从肋骨下缘剥离至第5肋的胸腔面。

④从第5肋下缘剥离连接着骨膜的肋间肌皮瓣（从腹侧到背侧）（图Ⅲ-1-48）。

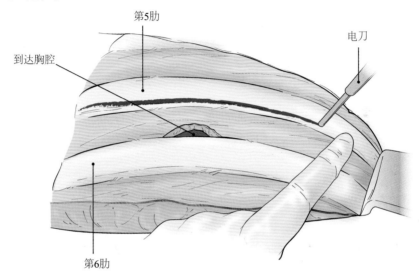

第5肋

到达胸腔

电刀

第6肋

图Ⅲ-1-47　沿第5肋下缘用电刀切开

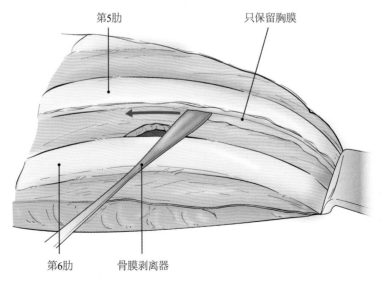

第5肋

只保留胸膜

第6肋　　骨膜剥离器

图Ⅲ-1-48　肋间肌皮瓣的剥离

⑤于第6肋上缘切断竖脊肌。

⑥用凯利钳抓住游离的肋间肌的腹侧，并用手术剪将其靠近中央处剪断。用凯利钳抓住腹侧残端，用1-0的缝线结扎，通过剪断的肋间肌皮瓣确认肋间动脉和肋间静脉的位置，然后将其分别结扎。

⑦因为在肋角处靠近腹侧的肋骨略呈弓形并隆起的部分（图Ⅲ-1-49①）很难用剥离钳进行剥离，因此要一边注意避开动脉和静脉，一边用电刀剥离。

⑧从肋角剥离到椎体侧后，切断第5肋（去除长约1 cm的肋骨）。

⑨即使将开创保护器贴在开胸创口上，也应将其剥离到椎体侧，以免挤压肋间肌皮瓣（图Ⅲ-1-49②）。

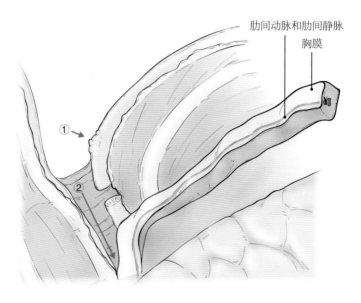

肋间动脉和肋间静脉

胸膜

图Ⅲ-1-49　椎体侧的剥离

拓展阅读

对于右下叶肺癌，如果是sN0病例，可省略上纵隔清扫

· 右肺下叶切除病例中，需要进行第5肋间开胸和第6肋后方切断的病例是cN0病例，大部分病例可省略上纵隔清扫。在癌研有明医院，对No.11s淋巴结、No.11i淋巴结、分叉部右侧的淋巴结和顶部的淋巴结进行快速活检，如果所有结果均为阴性，则可省略上纵隔淋巴结清扫，直接进行第6肋后方的切断。

· 2019年，日本临床肿瘤研究组（JCOG）启动了在不同肺叶上实施的标准淋巴结清扫和选择性淋巴结清扫的临床试验，以探讨是否有必要在右下叶肺癌的病例中进行上纵隔淋巴结清扫。

● 肋间肌皮瓣的"U"形覆盖法步骤。

①用自动吻合器将钉子与支气管残端用4-0缝线结扎（3～4针）（图Ⅲ-1-50）。

②将胸膜侧覆盖于支气管残端，并使胸膜下的肋间动脉和肋间静脉的对侧缘正好位于支气管残端侧。这样的结果是，肋间肌皮瓣的尖端始终位于尾侧。

③在变成"U"形的肋间肌皮瓣的颅侧和尾侧之间，把结扎支气管残端的缝线经胸膜穿过肋间肌。在支气管残端覆盖上较厚的肌肉（图Ⅲ-1-51）。

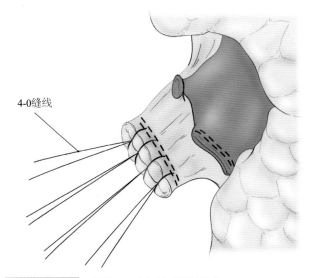

4-0缝线

图Ⅲ-1-50 右肺下叶支气管残端的结扎

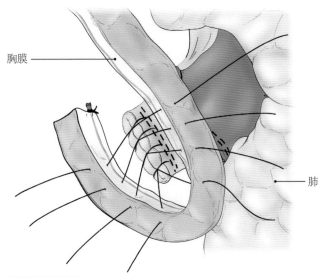

胸膜

肺

图Ⅲ-1-51 将结扎支气管残端的缝线穿过肋间肌

④当所有的缝线穿过肋间肌皮瓣时，在其"U"形的顶部结扎（图
Ⅲ-1-52 ①~④）。

⑤为了防止肋间肌皮瓣翻转，把肺动脉血管鞘和分叉部的胸膜等缝在此
皮瓣上。

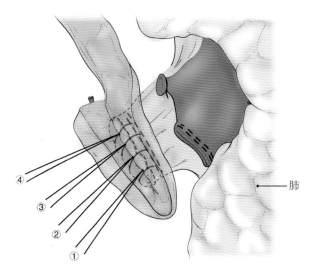

④
③
②
①

——肺

图Ⅲ-1-52 　肋间肌皮瓣的结扎（将胸膜对准残端）

■ 胸廓内动静脉肌瓣（图Ⅲ-1-53）

中川健老师使用胸廓内动静脉肌瓣作为分叉部合并右肺上叶切除时覆盖
支气管吻合处的组织。如**图Ⅲ-1-53**所示，若存在胸横肌，则把该肌肉与胸
壁周围的脂肪一起作为覆盖组织。第1吻合是气管和左主支气管的吻合，第2
吻合是左主支气管和中间支气管侧端的吻合。用胸廓内动静脉肌瓣环绕第2吻
合处之后，再覆盖第1吻合处的右侧。由于其具有丰富的血供，而且体积较肋
间肌皮瓣小，可以灵活地被插入，因此，它被认为是非常有用的覆盖组织。

● 胸廓内动静脉肌瓣的采集方法如下。

①在胸膜上做1个合适宽度的条形切口（保留颅侧不切开）。

②从尾侧连同胸横肌一并剥离，并使用手术装置切除穿透前胸壁的小血
管（用止血夹将瓣侧结扎）。

③进行支气管吻合处的覆盖操作时，需要将广泛切除的胸膜一侧覆盖于
吻合口处并将其固定在周围组织上。

④对于右肺上叶切除合并分叉部切除的情况，可从第2吻合处的左侧转
向，以确保覆盖新的分叉部和颅侧第1吻合处的右侧（图Ⅲ-1-54）。

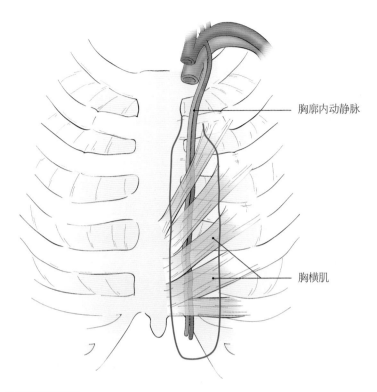

胸廓内动静脉

胸横肌

图Ⅲ-1-53　胸廓内动静脉肌瓣

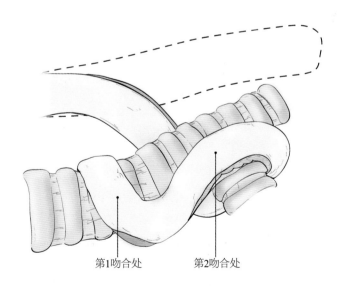

第1吻合处　　　　第2吻合处

图Ⅲ-1-54　右肺上叶切除合并分叉部切除的情况下的胸廓内动静脉肌瓣

■ 大网膜

化疗后肺叶切除的比例增加。在挽救性手术中，大网膜被用作覆盖支气管残端的组织。癌研有明医院在这方面几乎没有经验，故在此不做介绍，有兴趣的读者可以参考其他医学参考书。

■ 游离脂肪组织

用于覆盖支气管残端的游离心包脂肪组织在术后6个月的CT图像中，仍可见约一半的剩余体积。已经有报道称其能有效预防术后早期可能出现的支气管残端瘘。笔者在这方面的经验很少。几乎所有发生支气管残端瘘的病例均为右肺下叶切除后的支气管残端瘘，即便在腔镜手术中，也会发生这种情况。对于男性、吸烟者、糖尿病患者等高危患者，残端要用人的游离脂肪组织覆盖。

参考文献

[1] Matsuoka K, et al. Clinical results of bronchial stump coverage using free pericardial fat pad. Interact Cardiovasc Thorac Surg 2016; 23: 553-9.

1.10 气管、支气管成形术

癌研有明医院呼吸系统外科　**奥村　荣**

　　需要气管和支气管成形术治疗的肺癌病例数，随着肺门鳞状上皮癌的减少而减少，在每个医疗机构中占肺癌手术病例的比例不到10%。在癌研有明医院，有适应证的病例数量已减少到不足1%。不知道什么时候会遇到合适的病例。因此，应掌握这项技术的基础知识（图Ⅲ-1-55和表Ⅲ-1-1），作为一所医疗机构，把这项技术传承给下一代也很重要。

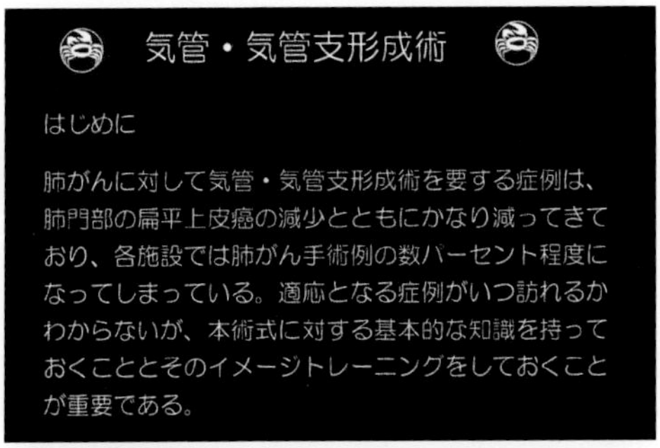

気管・気管支形成術

はじめに

肺がんに対して気管・気管支形成術を要する症例は、肺門部の扁平上皮癌の減少とともにかなり減ってきており、各施設では肺がん手術例の数パーセント程度になってしまっている。適応となる症例がいつ訪れるかわからないが、本術式に対する基本的な知識を持っておくこととそのイメージトレーニングをしておくことが重要である。

图Ⅲ-1-55 癌研有明医院编制的关于气管、支气管成形术的资料（第1页）

表Ⅲ-1-1 癌研有明医院手术录像解说（部分）

气管、支气管成形术录像解说（部分精选）	
● 气管管状切除	
1. ACC polyvec 后气管管状切除术（与周围组织发生粘连）	中川医生
2. 黏膜皮肤癌的管状切除术（胸腔切开无粘连）	奥村医生
● 左（或右）肺全切术伴支气管成形术	
1. 右上叶袖式肺切除术（左肺功能未退化）	中尾医生
2. 右上叶袖式肺切除术（左主支气管切断2环，重新操作半周吻合）	松浦医生
3. 右肺楔形切除术	中川医生
4. 左肺楔形切除术（ACC）	奥村医生
● 右肺上叶切除术伴分叉部合并切除	
1. 气管 – 左主支气管残端端夹吻合，左主支气管、中间支气管侧端吻合	中川医生
2. 二次连续重建（中间支气管吻合部狭窄）	
● 右肺上叶切除术伴支气管成形术	
1. 右上叶袖式肺切除术（分叉部垂直处吻合）	中川医生
2. 右上叶袖式肺切除术（腔内3次结扎）	奥村医生
3. 右上叶袖式肺切除术（所有结扎都是腔外结扎）	中尾医生

支气管成形方法的选择：楔形切除和管状切除

● 通常在支气管残端处理比较困难的情况下选择楔形切除。

● 在浸润范围比较广的情况下选择管状切除。

● 有报道称通过钝角楔形切除术形成支气管时，需要进行非常深的楔形切除以防止吻合部位的管腔发生狭窄。这可能比管状切除更需要术者的细心和专注。

● 对于支气管软骨特别硬的男性，管状切除比钝角楔形切除更合适。如果楔形切除较浅，由吻合引起的支气管变形可能使管腔发生狭窄（图Ⅲ-1-56）。

● 楔形切除易于穿线和处理，因为支气管未被切断。在进行管状切除的情况下，有必要关注穿线的处理，例如主刀医生和助手如何处理最深的几针，术前有必要事先确定手术步骤（图Ⅲ-1-57）。

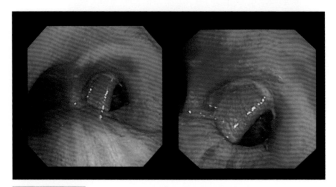

图Ⅲ-1-56　楔形切除导致的支气管管腔狭窄

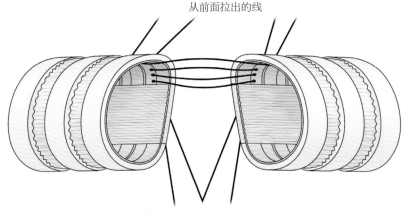

从前面拉出的线

从背面拉出的线（1根或2根）

图Ⅲ-1-57　最初的几针缝线及其处理方法（袖式切除术）
最深处的几针，中心侧和末端侧的穿线间隔为3~4 mm

肺楔形切除术中支气管清扫的注意事项

● 对于肺楔形切除术，这里以等腰三角形为例进行形象解说。等腰三角形底边的2个角是切除肿瘤时能切除的范围边界，顶角则根据支气管软骨的位置来确定（**图Ⅲ-1-58**）。

● 如果楔形切除的顶角的切割线较浅，吻合时若支气管软骨较硬，则吻合部位变形可能导致未被切断的部分伸入腔内（**图Ⅲ-1-56**）。

● 在进行管状切除术时，沿支气管软骨间韧带进行切断。

● 切割时可使用锋利的尖刀，必要时也可以使用切割软组织的梅岑鲍姆剪。

● 如果膜样部未出现病变，则在保留膜样部略微凸出的部分后再切断。膜样部如果出现病变，则适合用管状切除。

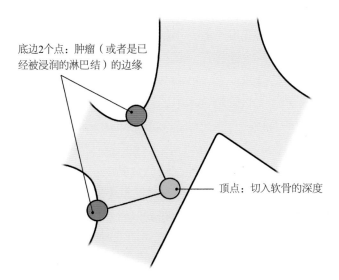

底边2个点：肿瘤（或者是已经被浸润的淋巴结）的边缘

顶点：切入软骨的深度

图Ⅲ-1-58　利用等腰三角形来说明切断的位置

直径差异的调整（管状切除时）

● 在管状吻合的情况下，许多病例都会存在直径差异。应确认是否可以通过走线长短对其进行调整，或者是否需要缩短膜样部（涉及左下叶管状切除和舌叶管状切除等情况时可能需要）。即使可以通过走线距离来调节，最深处的3针也要等距穿过。当到达视野较浅的吻合部位时，可通过走线的比例来调整直径差异。

- 最深的部分大约用3针就可结扎（在缝最深部时应先结扎稍微靠前的部分）。结扎时务必先穿好下一针。最深部的几针应用可吸收缝线进行气道内结扎。
- 需均匀调整吻合部位的走线距离，在最深处缝合数针后，将剩余的软骨穿入，确认缝线被均匀钩住并调整了距离后再打结。
- 软骨的边缘不一定与软骨吻合。即使在发生频率较高的右上叶袖式肺切除术中，也经常需要用1针来缝合主支气管软骨和中间支气管的膜样部，但应将该线与其他线设置区别之处。
- 对于膜样部的穿线，请从最深处的前面开始，拉线绷紧膜样部后，在膜样部中心穿线，判断其中心到膜样部的两端各需要缝多少针之后再进行穿线。

全层缝合和黏膜下缝合

- 从吻合口愈合的角度来看，用黏膜下缝合更合适。因为在伤口愈合的过程中黏膜下层会连接在一起。即使在术后进行支气管镜检查时，也看不见腔中的缝线。
- 在有直径差的支气管吻合术中，通常使用将末端支气管安置在中央支气管腔中的套接吻合术（telescoping anastomosis），在这种情况下，必然要进行全层缝合。
- 支气管相对肥厚的男性可能比较适合黏膜下缝合。基本上，必须从黏膜边缘的下方向内、外拉出线，并注意不要使支气管软骨开裂。
- 如果是全层缝合，则应注意，在支气管穿线（咬合）时，末端支气管的长度应适合中央支气管的长度。
- 缝线选用可吸收的单纤维缝线。支气管之间的吻合通常使用4-0缝线，但关于与气管相关的吻合术是有争议的。虽然一些机构使用3-0缝线，但是由于担心支气管软骨开裂（通常认为缝线断开更安全），癌研有明医院使用4-0缝线。

减轻吻合部位的张力

- 在楔形切口开始的部位，支气管软骨附近需承受最大的压力。管状切除可以避免这样集中在一处的压力，使压力分布在整个管状吻合处。
- 通过用支撑线拉动支气管来确认吻合部位的气管和支气管处被施加了多少压力。

- 整个吻合部位的压力，具体取决于支气管形成的部位，可通过在气管前面或左主支气管前面剥离和切断肺韧带，或通过在左下肺静脉尾侧周围切开心包来缓解这种压力。此外，在结扎吻合部位时，可以在末端牵引整个肺部以减轻吻合部位的压力。

吻合部位的覆盖

- 吻合部位是否需要覆盖还存在争议，但是仍需了解覆盖吻合部的目的。这是为了防止血管（如肺动脉）直接撞击吻合部位，避免吻合部位发生缺血变化而引起最大的并发症——支气管瘘。但是覆盖物不会改善吻合部位的血液循环并促进伤口愈合。

肺叶切除术伴支气管成形术（典型性）

肺叶切除术伴支气管成形术最常应用于右肺上叶。除了前文指出的基本要点，还必须了解以下每个部分的特性。

右上叶袖式肺切除术

- 先清扫纵隔，然后进行支气管的切断和吻合。
- 用这种方法很难保留从主支气管膜样部穿过中间支气管的支气管动脉，并且清扫分叉部时切断的中间支气管的血液循环，仅是肺循环中右肺中叶和右肺下叶的回流。因此需要注意的是，如果中间支气管留得太长，可能发生缺血性变化。

右中叶、右下叶袖式肺切除术

- 吻合的支气管升支和右主支气管之间有很大的直径差异，但是由于支气管升支的末端支气管软骨比较不平滑且很容易散开，故无须缝合也能吻合。
- 由于从肺上叶到吻合的支气管升支的距离很短，因此无须担心吻合部位发生局部缺血。如果需要在肺动脉之间放入介入物（如肋间肌皮瓣），且没有足够的空间来放入介入物，此时心包脂肪组织是最合适的选择。

右下叶袖式肺切除术

- 中间支气管和中叶支气管之间的端对端吻合，可能需要调整直径差异。

左肺支气管成形术

- 正常的左肺支气管成形术（伴左肺上叶或左肺下叶切除术），与右肺的不同之处在于吻合部位几乎没有压力。

分叉部合并切除术伴支气管成形术

分叉部合并切除术一般可能伴随全肺切除术或右肺上叶切除术进行。很少出现仅分叉部合并切除而无肺实质切除的情况。

■ 右肺上叶切除术伴分叉部合并切除时的注意事项

- 气管松动术在完成上纵隔清扫后进行，将颅侧的气管软骨前面手动剥离至甲状腺下方附近。

- 进行左主支气管松动术时，沿着支气管软骨手动从支气管升支剥离到支气管降支。

- 进行右肺中叶和右肺下叶松动术时，切断肺韧带并切开右下肺静脉周围的心包。

- 气管全周剥离和结扎都是必需的步骤，膜样部的剥离应保持在最小范围内（防止局部缺血）。气管结扎时，切记不应与气管软骨分开，以免卷入左旋支神经。左主支气管也应该全周用胶带包扎，切断顺序为左主支气管、中间支气管和气管。原因是先切断左主支气管后，在手术区域中通过气管插管确保通气，再按离病灶部位的距离远近依次切断病灶附近的中间支气管和气管。

- 首次切断左主支气管时，应进行气管插管以确保左肺通气。用于气管插管的套管应选择长度较短的型号。

- 把套管和左主支气管固定在支气管软骨上，有利于进行支气管成形术时在最深部分的穿线。

- 图Ⅲ-1-59和表Ⅲ-1-2介绍了重建方法的类型及各自的优、缺点。

■ 左（右）肺全切术伴分叉部切除时的注意事项

①右肺全切术。

- 关于切除方式，在整个吻合过程中，为了尽可能分散吻合部位的压力，比较推荐管状切除。

- 手动剥离气管的前部和左主支气管的前部以进行气管松动术。

- 需要通过气管插管进行左肺换气。

②左肺全切术。

- 在楔形切除的情况下（尤其是女性），可以从左后侧胸部做1个切口。

- 为保证切开后的右肺通气，可进行外科插管，但这样做可能遮挡手术部位，所以推荐使用高频率喷射通气（high frequency ventilation，HFJV）。

- 如果需要进行管状切除，则应考虑选择中胸间隙切口（可惜的是我们没有经验，故不能在此发表评论）。

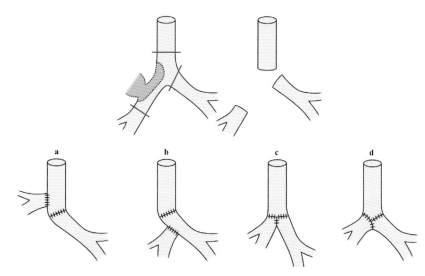

图Ⅲ-1-59 montage 型和 double-barrel 型的重建方法

a. Grillo型，第二吻合。气管侧壁和中间支气管的侧端吻合。

b. inverted Barclay型，第二吻合。左主支气管和中间支气管的残端吻合。

c. double-barrel型，左、右支气管的侧面与侧面吻合后，再与支气管残端吻合。

d. double-barrel变形型。气管和左主支气管的残端约2/3部分吻合，剩下的1/3各自切除1个软骨环，并加以修整，此部位的中间支气管采用侧端吻合的方式

表Ⅲ-1-2 右上叶切除术伴支气管分叉部合并切除病例的重建方法

| | one-ostome 型 | montage 型 | | double-barrel 型（包括变形型） |
		inverted Barclay型	Grillo 型	
适应证	主支气管侧浸润病例（分叉部侧壁浸润病例）	分叉部浸润病例（适合气管切除长度较长的病例）		分叉部浸润病例（适合切除范围比较狭窄的病例）
优点	1 处吻合	与 Grillo 型相比，这种方法对末梢气管的牵拉较少	第 2 吻合可以缓解第 1 吻合（与气管之间的吻合）部位的压力	袖式切除时，最受张力的气管和左主支气管吻合处没有右侧壁的吻合 通过钝化分支角，可减轻吻合部位的压力（在变形的情况下）
缺点	直径差较大	第 2 吻合视野不良 第 2 吻合壁（主支气管）薄弱	需要充分牵拉末梢支气管	吻合部位的张力问题（呼吸导致的气管、支气管的开闭可产生二次压力）确保"T"形吻合部位的密封性
吻合的技巧	气管残端部分缝合收缩 telescope 吻合	气管、左主支气管的侧孔，应与第 1 吻合隔开 3 个软骨环 侧孔壁穿线时，应穿在软骨上（注意不要撕裂软骨）		"T"形吻合部位采用"U"形吻合的方式

支气管成形术（非典型性）

- 虽然是少数情况，但仍有一些不涉及肺切除的支气管成形术或小范围肺切除术中的支气管成形术。另外，还有比普通肺叶切除术的切除范围更大的肺叶切除术等情况下的复杂的支气管成形术。

■ 不涉及肺切除的支气管成形术

- 可以考虑左、右主支气管管状切除术。

■ 复杂的支气管成形术（即扩展支气管成形术，extended bronchoplasty）

- 可分为类型A、类型B和类型C（图Ⅲ-1-60）。
- 类型A是右主支气管和底区支气管的吻合（含或不含右肺动脉管状切除）。
- 类型B是左主支气管和底区支气管的吻合（含或不含左肺动脉管状切除）。
- 类型C是左主支气管和上区支气管的吻合（管状切除或楔形切除）。
- 类型A和类型B中将肺动脉也进行管状切除的手术称为双套管切除术。

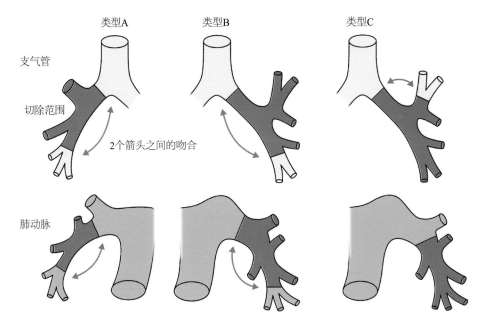

图Ⅲ-1-60 复杂的支气管成形术

参考文献

[1] 末舛惠一, 監. 肺癌の最新医療. 先端医療技術研究所, 2010.

[2] 坪田紀明. イラストレイテッド肺癌手術. 医学書院, 2003.

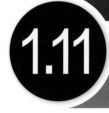

1.11 右肺上叶支气管楔状切除术中的螺旋状吻合

癌研有明医院呼吸系统外科　**奥村　荣**

在常规右上叶切除术的楔形吻合中，在切除软骨侧顶点和膜样部顶点后，支气管的颅侧、尾侧的位置会发生移位，故不进行楔形切除。因此，为了使主支气管到中间支气管末端的管腔是直通的，可通过用手不停地倒换抻线来确保（参见本书Ⅲ.1.10）。在下述病例中，由于颅侧和尾侧的螺旋状吻合而没有观察到倒换抻线的位置。虽然我没有自信再现完全相同的手术结果，但从几何学的角度来说，这样的手术结果还是非常有可能再次实现的。

- 在手术后确认吻合部位时，从吻合末端到中心形成螺旋状吻合线（图Ⅲ-1-61）。

- 进行楔形切除时，楔形切除软骨时的顶点正好是等边三角形的顶点（图Ⅲ-1-62虚线），而楔形切除膜样部时的顶点更偏向颅侧（图Ⅲ-1-62实线）。

- 膜样部的顶部更靠近颅侧，首先用一根针将最深的部分缝合以确定膜样部的顶点（图Ⅲ-1-63）。

- 通常从软骨的最深处（楔形的顶部）进行软骨侧的穿线，吻合支气管侧软骨时可在末端的膜样部缝合4针（图Ⅲ-1-64）。

- 通过支气管镜进行术后检查，在楔形切除的吻合部位未见腔内变形（非切断部的腔内凸出，参见本书Ⅲ.1.10）。

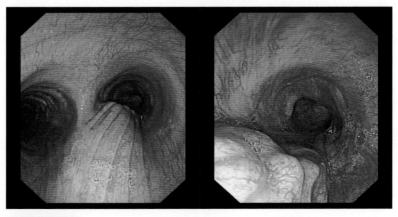

图Ⅲ-1-61　螺旋状吻合（分叉部支气管软骨无凸出现象）

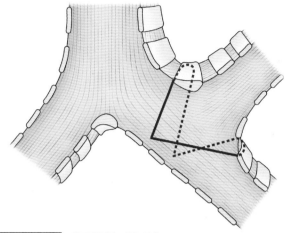

图Ⅲ-1-62　楔形切除时的顶点

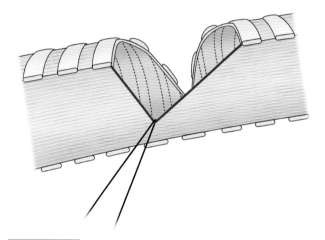

图Ⅲ-1-63　膜样部顶点的确定

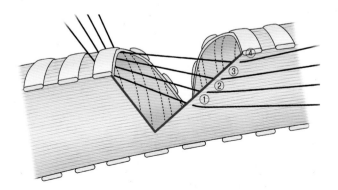

图Ⅲ-1-64　在膜样部缝合 4 针

● 如果仔细观察吻合线，则软骨侧的吻合线从外周向中心呈螺旋状（图Ⅲ-1-65）。确认末端的膜样部已缝合至支气管中央软骨部，并且可看到膜样部的吻合更偏向中心。

本病例是一名支气管软骨相对较软的40岁男性。对高龄或支气管软骨较硬的病例进行这种螺旋状吻合时，同样也需要注意腔内是否发生变形。

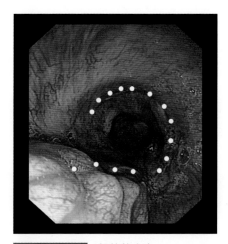

图Ⅲ-1-65　螺旋状吻合

1.12 "起死回生" 的手术

癌研有明医院呼吸系统外科　**奥村　荣**

所谓"起死回生"，就是在患者面临死亡时医生用精湛的医术让患者重新获得生命。从这个意义上来说，呼吸系统外科领域里根治性放疗和化疗后，针对复发病例的挽救手术（salvage surgery）正是起死回生的手术。

气管膜样部浸润患者的保留气管膜样部黏膜肌层合并手术

此手术是笔者的恩师——中川健教授精心设计并出色完成的新手术。笔者还清楚地记得自己当初对此手术持半信半疑的态度。这项手术在癌研有明医院有2个成功的病例（这2例手术均由中川健教授执刀），并不是偶然成功的。第1个病例是食管癌气管膜样部浸润，术后16年无复发（后因COPD死亡）。第2个病例是右上叶肺癌，No.3淋巴结转移到气管膜样部，术后1年远处复发，但在患者生存的3年3个月里无局部复发的现象。

从此手术中可以学到以下4个手术要点。

①如同设计此手术一样去想象和发现（探索所有的可能性）。

②选择合适的病例（术前检查的认知能力）。

③具备实施此手术的实力。

④放弃此手术后确保还有其他退路（事先要想好发生意外时的对策）。

即使现在，笔者对自己是否能够做到这些仍有疑问，笔者认为有必要将这种神奇的手术技术教给未来的呼吸系统外科医生，因此笔者决定将这些技术记录在本书中。

是否选择该手术的一个关键是支气管镜检查结果。由于存在病变，气管膜样部从背侧被压迫，重要的是要判断是否仅膜样部有纵皱襞伸展。2个重度吸烟者的病例，其共同特征是气管壁都肥厚，尽管对气管膜样部的压迫力度很大，但是纵皱襞有很强的伸展性。考虑到气管膜样部的结构（**图Ⅲ-1-66**），它在插入的实线部分被切断。

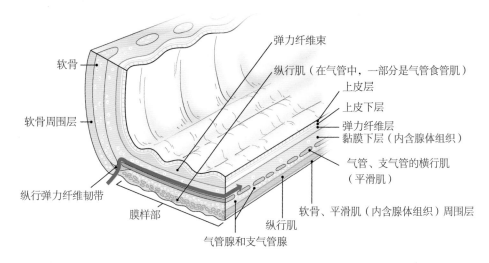

图Ⅲ-1-66　气管膜样部的结构

手术步骤

由于插图无法很好地描述分层的切除，这里选择了一些手术时的照片。

①完成器官的切除之后，对膜样部进行分层切断（图Ⅲ-1-67）。

②将病变牵引至颅侧，然后将手术刀插入膜样部至其分层部分（此操作并不容易）。

③把保留的膜样部向腔内部挤压，剥离至颅侧。用手术刀切断一部分右侧气管软骨后进行数根气管软骨的部分切除（图Ⅲ-1-68）。

④ 即使在分层切断的黏膜处只切开了一个几毫米大的小口，也应注意不要扩大缺损的范围。

※能用肉眼看到分层部分被切断后，剩余的部分呈阶梯状，且可见2处黏膜缺损部位（图Ⅲ-1-69）。

⑤和肋间肌皮瓣之间的缝合顺序是从颅侧到左侧壁、右侧壁。为保证在左侧壁处能用肉眼确认到分层切断的边缘，应缝合2针固定。

⑥左侧壁处的连续缝合结束后，在黏膜缺损部和被覆盖的肋间肌皮瓣处缠绕缝线，以单次结扎的方式来缝合（图Ⅲ-1-70）。

⑦最后，连续缝合右侧壁，完成覆盖（图Ⅲ-1-71，Ⅲ-1-72）。

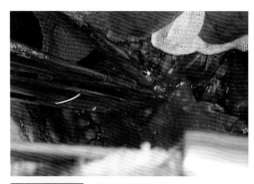

图Ⅲ-1-67　分层切断膜样部

用手术刀切断后再用手术剪从左侧分层切断

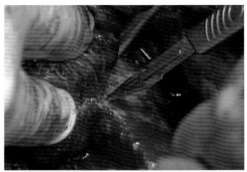

图Ⅲ-1-68　将膜样部剥离至颅侧

用手术刀切断右支气管软骨外侧，用剪刀将内侧剪至分层部分

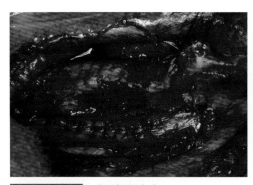

图Ⅲ-1-69　分层切断完成

可以确认2处黏膜缺损和部分右支气管软骨被切除

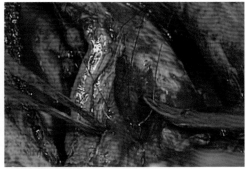

图Ⅲ-1-70　缝合黏膜缺损部

将黏膜缺损部和肋间肌皮瓣一并以单次结扎的方式缝合

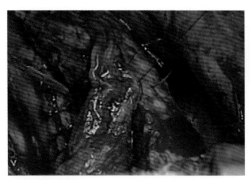

图Ⅲ-1-71　缝合肋间肌皮瓣

肋间肌皮瓣的缝合应从左侧开始连续操作。最后和右支气管软骨一并缝合

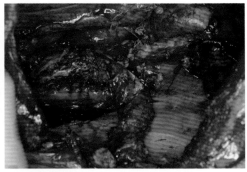

图Ⅲ-1-72　缝合完的肋间肌皮瓣

缝合合并切除后食管的缺损部

术后分层切除后剩余部分的缺血性变化

右上叶肺癌病例也需要常规进行从叶间到肺门的清扫和气管前的清扫。需要担心的是，分层切断膜样部会使血液循环功能减低，造成残存的黏膜发生缺血性变化，但是术后3天通过支气管镜检查手术部位时完全无变化（**图Ⅲ-1-73**）。可确认到缺损黏膜部分的缝合线头，分层切断的颅侧和尾侧的边缘则无法确认。手术结果比预期的更理想。

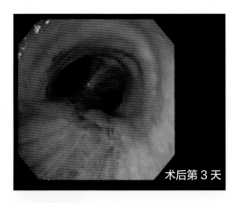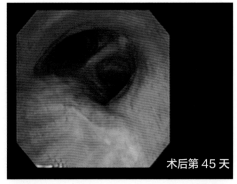

术后第 3 天　　　　术后第 45 天

图Ⅲ-1-73　通过支气管镜见到的术后的支气管内壁

参考文献

[1]　浅野文祐, 宮澤輝臣. 気管支鏡ベストテクニック改訂2版. 中外医学社, 2017.

Ⅲ. 肺叶切除术

2. 胸腔镜外科手术（VATS）

2.1 右肺上叶切除术

癌研有明医院呼吸系统外科　一濑淳二

术前检查

- 利用HRCT确认血管和支气管的走行。特别是肺动脉中A2b和A6分支的位置，注意肺静脉中是否有回流到右下肺静脉的异常V2和由右肺中叶回流到中心静脉的VX4，还必须注意是否有回流到腔静脉系统的部分肺静脉的异常回流。同时还要确认淋巴结的分叶情况以及有无肿大和钙化。
- 进镜位置多位于第3肋间隙与腋前线的交点处，因靠近腋窝，为了使右上肢不妨碍胸腔镜操作，应将操作台尽可能固定在较低位置。

手术步骤

1 将肺门处从腹侧到颅侧的胸膜切开，剥离右上肺静脉

2 剥离上腔静脉，剥离右上叶肺动脉及肺动脉干

3 剥离右肺三叶接合部，剥离叶间动脉，确认V2的情况

4 切开肺门背侧的胸膜，分离支气管动脉，将No.11s淋巴结与肺组织剥

离开

5 分离右上肺静脉和右上叶肺动脉

6 分离右肺上叶和右肺中叶

7 分离右肺上叶和右肺下叶

8 逆时针清扫No.11s～No.12u淋巴结

9 分离右肺上叶支气管

手术方法

1 将肺门处从腹侧到颅侧的胸膜切开，剥离右上肺静脉（图Ⅲ-2-1）

- 助手用吸引器和医用棉签将右肺上叶和右肺中叶向背侧展开。助手按住肺门远端的肺部边缘，避免对术者使用工具造成影响。用电刀切开从肺门腹侧至颅侧的纵隔胸膜。须注意不能太靠近膈神经。右上肺静脉前方脂肪组织较多时应事先用电刀缓慢地将其烧灼分离，这样可以降低剥离血管鞘时出血的风险。

● 从右上肺静脉的尾侧附近开始向颅侧剥离血管鞘。在颅侧沿血管鞘长轴方向切开V1，将血管鞘向颅侧牵引并用医用棉签充分剥离肺静脉的后方。

手术要点	● 保护可夹持的血管鞘非常重要。如果切到了V1颅侧的血管鞘，或在剥离的过程中将血管鞘切断，则将无法再夹持血管鞘，会增加之后剥离肺静脉后方的难度。

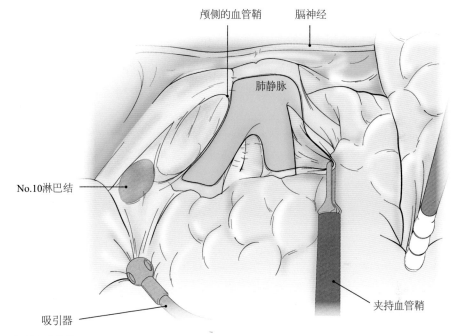

图Ⅲ-2-1 剥离右上肺静脉

● 向尾侧剥离过程中暴露出右肺动脉中叶支分叉的部分后，可在V3侧牵引血管鞘的同时用剥离子将肺静脉抬起，用大弯钳到后方进行剥离。此时，如果剥离子的尖端指向末梢侧，则有可能触及V2和肺动脉干，这会非常危险。沿肺动脉干的走行方向将尖端尽量向中枢侧靠近会更易通过。用2-0缝线固定后可使下一步操作中的肺动脉干更容易被剥离。尽量在肺静脉的血管鞘内侧进行剥离，尽量不要暴露背侧的肺动脉。

② 剥离上腔静脉，剥离右上叶肺动脉及肺动脉干（图Ⅲ-2-2）

● 先在奇静脉入口的中枢侧切开上腔静脉的血管鞘，充分剥离上腔静脉和肺动脉，充分暴露右上叶肺动脉分叉部。

- 首先在右上叶肺动脉末梢处剥离血管鞘，向中枢方向纵向切开血管鞘。此时，用右手夹持住血管鞘，用左手剥离血管鞘，这样较容易切开。

- 剥离右上叶肺动脉的颅侧和尾侧。此处如果没有充分将右上叶肺动脉的颅侧从末梢剥离，在第5步操作中将自动吻合器插入时则会由于紧张度过大而发生危险。中央侧应剥离到可见右上叶肺动脉分叉部的程度。肺动脉背侧的血管鞘应保留，使其可以覆盖肺门淋巴结。

- 其次，由肺动脉干的末梢向中枢方向切开血管鞘。此时，径直向右上叶肺动脉的分叉部进行剥离是十分危险的。应由分叉部迂回到中枢侧，连接由右上叶肺动脉末梢剥离出来的层。为了安全操作以上步骤，应事先将上腔静脉和肺动脉剥离开，由助手将上腔静脉向前方展开以充分暴露视野，这一点非常重要。

手术要点

- 切除右肺上叶易导致的致死性大出血一般发生在右肺动脉上叶支的分叉部，因此安全剥离此处尤为重要。由助手将上腔静脉向前方展开，在良好的视野下准确切除肺动脉上叶支分叉部的类韧带组织。

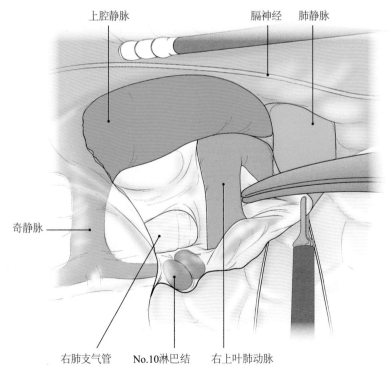

图Ⅲ-2-2　剥离右上叶肺动脉

- 左手把持分叉部的类韧带组织，将其从肺动脉上剥离并用电刀切除。继续牵引之前把持的组织，用剪刀剥离右上叶肺动脉的分叉部及其后侧。此时，右上叶肺动脉末梢后侧的No.12u淋巴结会有因炎症而固定的情况，对高龄或有淋巴结钙化的病例应慎重进行剥离。即便末梢剥离困难，靠近中枢的右上叶肺动脉分叉部附近的多数淋巴结也可以剥离。

3 剥离右肺三叶接合部，剥离叶间动脉，确认 V2 的情况（图Ⅲ-2-3）

- 切断结扎肺静脉的缝线以改变术野。助手将右肺上叶向颅侧展开，将右肺中叶向尾侧展开。切开右肺三叶接合部处的胸膜，剥离叶间，暴露叶间肺动脉。
- 切开肺动脉血管鞘，继续剥离右肺上下叶的叶间，确认A2b和A6，继续剥离右肺上中叶的叶间，确认右肺动脉中叶支。

手术要点	• 请注意，此时如果未确认V2就切入颅侧，有损伤V2的风险。

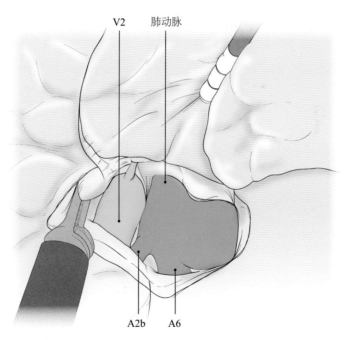

图Ⅲ-2-3　剥离右肺三叶接合部

- 对于由右肺中叶和右肺下叶流入V2的静脉，应予以结扎和切除。如存在较粗的VX4，可考虑将其保留并切除右上肺静脉。

● 剥离A2b和A6之间的肺动脉血管鞘，确认血管鞘深处隐藏的No.11s淋巴结。

4 切开肺门背侧的胸膜，分离支气管动脉，将 No.11s 淋巴结与肺组织剥离开

● 助手将右肺上叶和右肺下叶向腹侧展开。用肺组织夹持钳夹持S2背侧会较易展开，但不应下压。将肺叶向腹侧抬起进行牵引可获得良好的视野。

● 将肺门背侧纵隔胸膜从支气管膜样部的中间位置沿着肺线向颅侧切开，与前方的切口连接。

● 确认朝向右肺上叶支气管膜样部的支气管动脉和朝向中叶支气管软骨侧的支气管动脉。主支气管膜样部多呈"Y"形。

● 用剪刀或电刀切开支气管动脉左、右两侧的支气管鞘，在支气管鞘内侧层剥离，这样就可以确保不损伤支气管动脉。结扎中枢侧和末梢侧，然后分离（图Ⅲ-2-4）。

● 握住末梢侧的结扎线，一起牵引支气管动脉和淋巴结，这样可以不损伤淋巴结且易于将其剥离。握住结扎线牵引No.11s淋巴结。

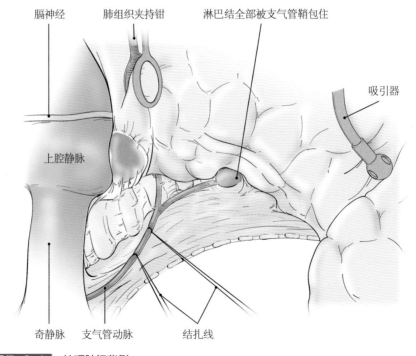

膈神经　　　肺组织夹持钳　　　淋巴结全部被支气管鞘包住

吸引器

上腔静脉

奇静脉　　支气管动脉　　　结扎线

图Ⅲ-2-4　**处理肺门背侧**

- 在从右肺中叶支气管软骨边缘到右肺上叶支气管之间的支气管壁露出的部分，剥离No.11s淋巴结。并且在该部位将右肺上叶支气管背侧的待清扫组织向末梢侧充分剥离。

- 然后，将No.11s淋巴结从肺部（进行上下叶叶间分离时的出口）剥离，注意不要损伤淋巴结被膜（图Ⅲ-2-5）。用左手牵引肺部，最好用电刀一点一点地烧灼，慢慢剥离。当有炎症的淋巴结与肺粘连无法被剥离时，不要勉强，可以在步骤 **7** 中一边破坏淋巴结一边进行隧道状剥离。

- 在步骤 **3** 中从叶间侧无法确认No.11s淋巴结时，进一步从背侧剥离直至能够确认A6，那么在步骤 **7** 中分离右肺上下叶叶间就容易了。

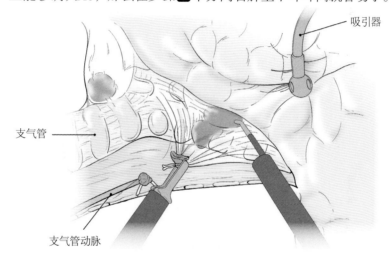

吸引器

支气管

支气管动脉

图Ⅲ-2-5 剥离 No.11s 淋巴结和肺（支气管动脉分离后）

· 剥离支气管动脉和中间支气管
· 剥离No.11s淋巴结和肺

5 分离右上肺静脉和右上叶肺动脉

- 助手将右肺上叶向背侧展开。将右上肺静脉用缝线系上后，用自动吻合器分离。插入自动吻合器时也可以用左手牵引缝线。插入时注意不要使自动吻合器的前端压到肺动脉和上腔静脉，应在确认好没有夹到膈神经和纵隔组织后再进行分离。

- 同样地，用缝线系住右上叶肺动脉后，用自动吻合器分离。用左手将血管鞘向尾侧牵引，同时插入自动吻合器。由于奇静脉会造成干扰，因此助手需挤压奇静脉以使自动吻合器的前端越过奇静脉，或者向纵隔侧插入自动吻合器。确认自动吻合器前端没有夹住纵隔组织后再进行分离。

问题解决	● 插入自动吻合器时，肺动脉会因被牵引而高度紧绷。握住自动吻合器后，可先向中枢侧靠近以消除紧绷感，然后再进行分离。 ● 在血管的断端经常可以看到渗血，用纱布暂时压迫基本可以止血。用此方法无法止血时，可结扎中枢侧或贴上外科手术贴片止血。

6 分离右肺上叶和右肺中叶

● 首先从前方将肺动脉干和右上肺静脉之间的组织向末梢侧剥离（图Ⅲ-2-6）。由于剥离方向与术者相对，所以使用大弯钳较方便。尽量剥离到可以看见A2b和A6的程度。

● 然后自叶间肺动脉向中枢侧剥离，与前方连接。此时要注意，可能有在CT图像中看不到的较细的肺动脉分支。

● 右肺上叶和右肺中叶分叶不良时，可事先用自动吻合器从右肺上叶和右肺中叶边缘到中间分离1次，这样做隧道状剥离时视野会变好，并且较安全。

● 用自动吻合器分离叶间。

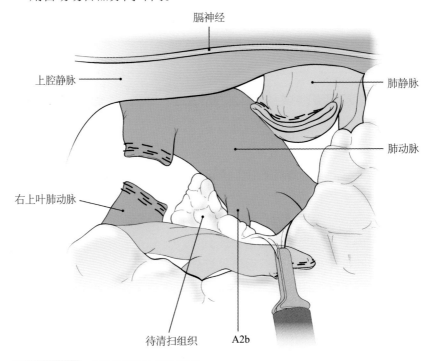

膈神经

上腔静脉

肺静脉

肺动脉

右上叶肺动脉

待清扫组织　A2b

图Ⅲ-2-6　向肺动脉干末梢的剥离

手术要点	插入自动吻合器时，将砧座从叶间侧插入后，由术者和助手配合将肺向自动吻合器的根部靠拢。在此期间，绝对不可触碰自动吻合器的前端。确认肺叶未折叠、切线与叶间吻合、待分离处没有过于靠近右肺动脉中叶支，以及自动吻合器未夹到切除侧的右肺静脉上叶支断端后，再进行分离。

手术技巧	如果存在可保留的VX4，也可以在进行步骤**5**中的血管分离前，形成上中叶叶间。此时，在叶间确认V2，在肺静脉的外侧将其与肺做隧道状剥离。由于出口处有V3阻挡，所以最好稍微朝尾侧进行剥离。注意不要损伤较细肺静脉的分支。

7 **分离右肺上叶和右肺下叶**

　　分离右肺上中叶叶间后，将A2b分离。A2b的内侧有时也会发生有炎症的淋巴结固定的情况。由于肺动脉干和支气管之间的淋巴结很少，所以即使在末梢也很难进行剥离，而在中枢侧，大多数情况可以进行肺动脉干内侧的剥离。

- 分离后，夹持住血管鞘，用医用棉签将肺动脉从支气管剥离后，就可以清晰地确认No.11s～No.12u淋巴结被肺动脉血管鞘完全覆盖（图Ⅲ-2-7）。

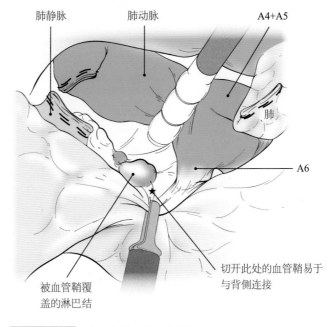

图Ⅲ-2-7　分离右肺上叶和右肺下叶

● 在No.11s淋巴结的外侧靠近尾侧处切开肺动脉血管鞘，将肺组织和No.11s淋巴结剥离开，由于已经从背侧充分剥离，所以很容易与背侧连接。将小弯钳穿过淋巴结并用缝线系住。拔出小弯钳时，在小弯钳的根部有误夹住A2b断端或结扎线的危险，所以必须让摄像头操作者看到小弯钳的根部。

● 当No.11s淋巴结与肺实质和支气管壁因炎性粘连而无法进行剥离时，可用电刀将明显的淋巴结分离，像贯穿淋巴结一样连通右肺上下叶叶间比较安全。

手术技巧	肺动脉的分支在右肺上下叶叶间附近走行，有时难以判断这个分支是A2b还是A6。向末梢侧进行剥离也难以分辨时，可将大弯钳从背侧放到No.11s淋巴结和肺组织之间，从叶间的视野观察大弯钳压到哪里，可以推测出叶间分离线的位置。

8 逆时针清扫 No.11s ～ No.12u 淋巴结

请参见本书Ⅳ.3.2。

9 分离右肺上叶支气管（图Ⅲ-2-8）

● 将右肺上叶向背侧展开，用缝线将右肺上叶支气管固定。用左手牵引缝线，使自动吻合器与支气管垂直，展开右肺上叶。确认自动吻合器没有夹到奇静脉、肺实质和待清扫组织后再进行分离。

● 将采集的样本组织放入袋中摘除。右肺上叶可以通过3～3.5 cm的皮肤切口切除。

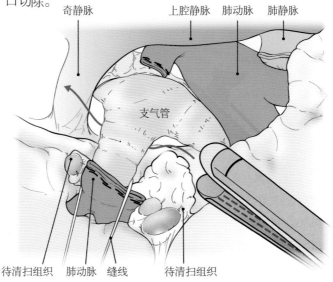

图Ⅲ-2-8　分离右肺上叶支气管

2.2 右肺中叶切除术

癌研有明医院呼吸系统外科 **文 敏景**

右肺中叶切除术根据右肺上叶和右肺中叶的分叶状态不同，手术难易度也不同。叶间不全或病变靠近叶间时，可先行处理支气管，然后分离叶间。

术前检查

- 通过HRCT确认分叶状态和血管走行（Vx、右肺动脉中叶支的数量、中叶肺静脉向右下肺静脉的回流情况等）。
- 病变的部位靠近右肺上中叶叶间时，可在靠近右肺上叶处进行叶间分离（合并切除S3），确保切除边缘。

手术步骤

1 中叶肺静脉的剥离	**5** 分离叶间
2 剥离静脉间	**6** 分离A5（+A4）
3 右肺动脉中叶支末梢的剥离	**7** 清扫No.12m和No.11i淋巴结
4 分离中叶肺静脉	**8** 分离右肺中叶支气管

手术方法

1 中叶肺静脉的剥离

- 助手用吸引器和医用棉签将右肺中叶和右肺下叶向背侧展开。
- 将右下肺静脉上缘至右上肺静脉上缘旁的胸膜切开。切开胸膜有助于展开和松动肺部。
- 将上肺静脉的血管鞘向颅侧和尾侧切开，将中叶肺静脉的血管鞘进行双瓣切开。将右上肺静脉的尾侧血管鞘剥离至末梢，进行保留右肺动脉中叶支的准备（图Ⅲ-2-9）。左手握住血管鞘，用医用棉签钝性剥离中叶肺静脉的内侧。

2 剥离静脉间

- 切开腹部胸膜后，将静脉间的脂肪组织从周围组织（心包、右肺下叶支气管、右下肺静脉上缘和中叶肺静脉下缘）处剥离。之后在清扫背侧的分叉部时，将该处的脂肪组织向背侧抽出后再清扫。

- 助手一边将右肺中叶向背侧牵引，一边用医用棉签将中叶肺静脉挤压到颅侧，确保视野充足。

- 剥离心包时血管较少，可用剪刀将其向颅侧剥离（图Ⅲ-2-10）。另外，如果剥离中叶肺静脉下缘时能够确认静脉间的心包，则可以在不打开心包的情况下进行下缘的剥离。

3 右肺动脉中叶支末梢的剥离

- 在右肺三叶接合部末梢的中下叶叶间不全时，可进行2处叶间胸膜的切开。

- 助手将右肺中叶向腹侧尾侧牵引，首先在右肺三叶接合部切开叶间胸膜，在A6附近切开肺动脉的血管鞘，露出肺动脉。

- 接着，切开A8附近的血管鞘，露出肺动脉，夹住血管鞘，同时从尾侧以隧道状剥离右肺三叶接合部（图Ⅲ-2-11）。

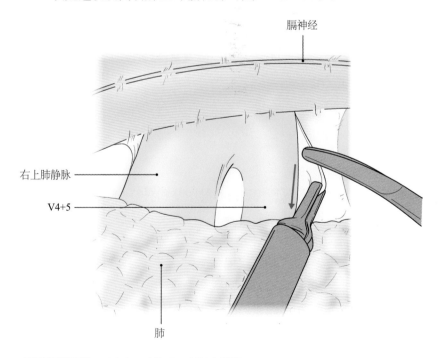

膈神经

右上肺静脉

V4+5

肺

图Ⅲ-2-9 剥离右上肺静脉尾侧的血管鞘

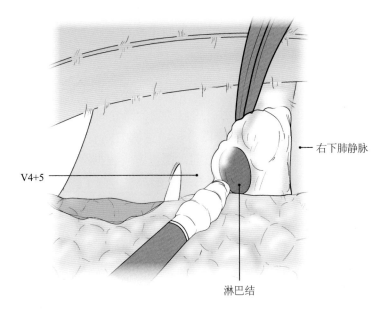

右下肺静脉

V4+5

淋巴结

图Ⅲ-2-10 剥离心包

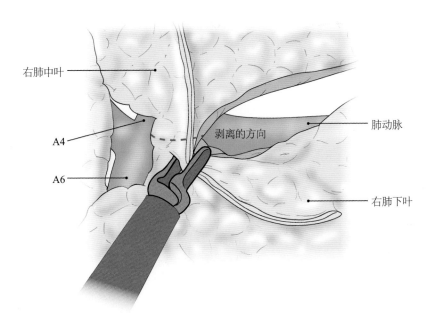

右肺中叶

剥离的方向

肺动脉

A4

A6

右肺下叶

图Ⅲ-2-11 以隧道状剥离右肺三叶接合部

● 存在轻度肺实质不全时，只能用超声手术刀来进行分离。当肺实质略厚时，可以结扎肺中叶的下叶侧后再进行分离，或者用自动吻合器分离。此时，结扎分离位于末梢的右肺动脉中叶支。

4 分离中叶肺静脉

● 用缝线牵引中叶肺静脉后，用自动吻合器分离。

● 术者用右手插入自动吻合器，但前进的方向有2个——朝向静脉间的方向和越过右上肺静脉的方向。前进方向根据胸腔的宽度和切口位置的不同而不同，所以需要选择适当的前进方向（**图Ⅲ-2-12**）。

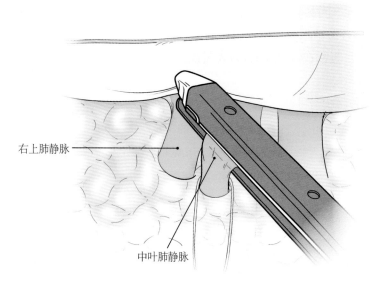

右上肺静脉

中叶肺静脉

图Ⅲ-2-12　分离中叶肺静脉（按照越过右上肺静脉的方面）

5 分离叶间

● 在右肺中下叶叶间切断的腹侧按步骤 **2** 进行静脉间剥离，在背侧将A7向末梢侧进行剥离后，可到达右肺下叶支气管壁，此处易做隧道状通路（**图Ⅲ-2-13**）。在No.11s淋巴结的外侧做隧道状通路，但更多的是在靠近右肺下叶支气管处做隧道状通路。

● 用缝线牵引后，用自动吻合器进行叶间分离。

● 在右肺上中叶叶间切断的腹侧，在中叶肺静脉剥离后，通过剥离V2的下缘将从中枢侧分出的肺动脉进行标定。确认肺动脉后，建立手术通路并用2-0缝线牵引。右肺上中叶叶间的自动吻合器的朝向通常是从叶间朝向腹侧（**图Ⅲ-2-14**）。

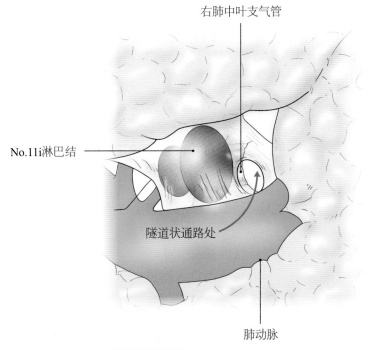

右肺中叶支气管

No.11i淋巴结

隧道状通路处

肺动脉

图Ⅲ-2-13 分离右肺中下叶叶间

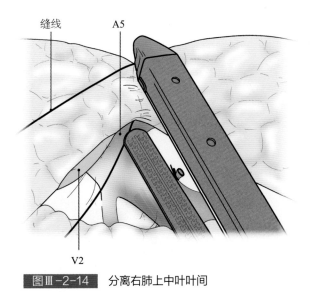

缝线　　　A5

V2

图Ⅲ-2-14 分离右肺上中叶叶间

6 分离A5（+A4）

● 分离右肺上中叶叶间后，剥离A5（+A4）。用缝线将其系往后，
使用自动吻合器分离。自动吻合器的方向多从叶间朝向腹侧（图
Ⅲ-2-15）。

7 清扫 No.12m 和 No.11i 淋巴结

● 将中叶牵引至腹侧，用术者左手将肺动脉挤压至纵隔侧，暴露右肺中叶支气管动脉侧的视野。用电刀切开肺动脉血管鞘，分离在肺动脉内侧走行的支气管动脉。

● 向支气管末梢侧分离右肺中叶支气管背侧的No.12m和No.11i淋巴结。

● 将右肺中叶向背侧牵引，于No.11i淋巴结剥离的高度，结扎在分叉部走行的支气管动脉，将分叉部淋巴结和No.12m淋巴结分离开（图Ⅲ-2-16）。

● 最后将右肺中叶向尾侧牵引，用剪刀将中叶支气管从颅侧剥离至末梢侧，完成肺门清扫。

8 分离右肺中叶支气管

● 清扫肺门后，用缝线牵引右肺中叶支气管。

● 从术者右手侧插入自动吻合器，由于自动吻合器的前端朝向心脏，用止血钳将缝线向腹侧牵引，更容易插入自动吻合器。

● 先确认自动吻合器没有夹住膈神经或心包，然后进行分离。

右肺上中叶叶间分叶不全或病变靠近该叶间时，可按以下顺序进行操作：①分离中叶肺静脉。②结扎并分离叶间（末梢）的右肺动脉中叶支。③形成中下叶的叶间。④清扫肺门后分离右肺中叶支气管。⑤分离中枢侧的右肺动脉中叶支。⑥剥离V2（图Ⅲ-2-17）。⑦形成上中叶叶间后，从助手操作孔插入自动吻合器。

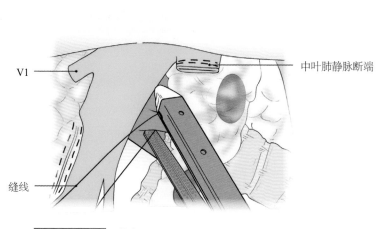

图Ⅲ-2-15　分离 A5

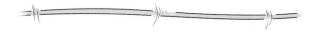

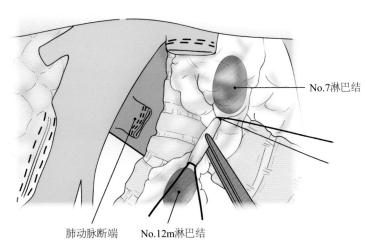

图Ⅲ-2-16　清扫 No.12m 和 No.11i 淋巴结

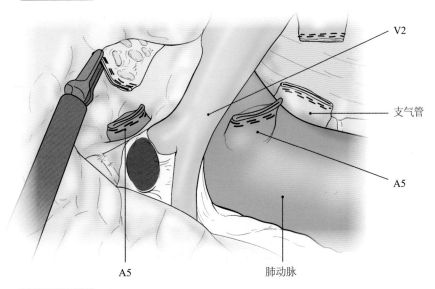

图Ⅲ-2-17　支气管的预处理

手术要点	● 与其他支气管的预处理不同，右肺中叶支气管颅侧的淋巴结较少。也就是说，为了避免损伤肺门淋巴结，全周性剥离支气管比较容易。 ● 如果进行S3部分的合并切除，处理V3分支可能更容易确认切除边缘，这需在术中进行判断。

2.3 右肺下叶切除术

癌研有明医院呼吸系统外科　中尾将之

术前检查

● 通过CT检查，确认A2b和A6的分支（分支的距离、有无共同干等），以及肺静脉有无解剖学上的特殊（如异常V2和中叶肺静脉向右下肺静脉回流等）状况。

手术步骤

1	切开腹侧胸膜并剥离静脉	**6**	清扫分叉部
2	切开右肺中下叶叶间的胸膜并暴露叶间肺动脉	**7**	清扫下纵隔，分离右下肺静脉
3	剥离右肺动脉下叶支	**8**	分离右肺上下叶叶间
4	分离右肺中下叶叶间	**9**	分离右肺动脉下叶支
5	切开背侧胸膜并暴露No.11s淋巴结背侧，剥离右下肺静脉背侧，准备清扫下纵隔（从背侧清扫No.8和No.9淋巴结）	**10**	清扫No.11s淋巴结
		11	清扫No.12l淋巴结
		12	清扫No.11i淋巴结
		13	分离右肺下叶支气管，切除右肺下叶

手术方法

1 切开腹侧胸膜并剥离静脉（图Ⅲ-2-18）

● 助手将肺展开至背侧。

● 在膈神经的背侧将纵隔胸膜从右下肺静脉水平切开至中叶肺静脉水平。

● 在右下肺静脉和中叶肺静脉之间（静脉间）剥离脂肪组织，暴露心包。将右下肺静脉的血管鞘在前方稍靠近颅侧处向颅侧边缘（V6侧）剥离。使其上缘的中枢侧与暴露的心包连接。注意V6分支的同时，尽可能向末梢侧剥离。

● 剥离中叶肺静脉的下缘。将静脉间脂肪组织从心包向背侧和颅侧分

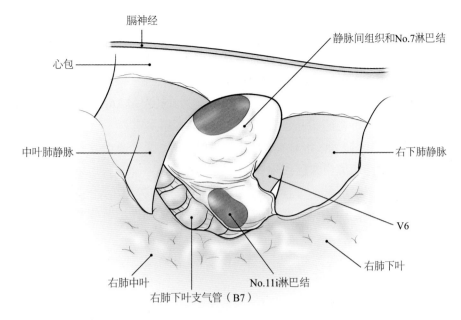

膈神经

静脉间组织和No.7淋巴结

心包

中叶肺静脉

右下肺静脉

V6

右肺下叶

右肺中叶

No.11i淋巴结

右肺下叶支气管（B7）

图Ⅲ-2-18 切开腹侧胸膜并剥离静脉

离。用左手的医用棉签压住脂肪组织，用梅岑鲍姆剪摩擦心包、剥离
脂肪组织（被剥离的脂肪组织与分叉部的待清扫组织相连）。

● 剥离静脉间组织和肺实质的边缘。将肺实质拉到前面，将其像翻页一
样剥离，然后可确定支气管壁（B7处）和No.11i淋巴结（作为分离右
肺中下叶叶间时的参考）。

2 切开右肺中下叶叶间的胸膜并暴露叶间肺动脉

● 助手将右肺中叶向前牵引，绷紧右肺中下叶叶间，展开术野。

● 切开右肺中下叶叶间的胸膜，于A8处找到肺动脉。

● 向中枢侧剥离肺动脉血管鞘。如果叶间的肺实质较薄，可以用超声手
术刀将其与血管鞘一起分离。确认A4、A6和asc.A2的凸起。

● 当叶间的肺实质较厚时，可在右肺三叶接合部暴露肺动脉（A6的颅
侧），与A8侧的剥离层连接并做成隧道状，用自动吻合器分离中间的
肺实质。

3 剥离右肺动脉下叶支（图Ⅲ-2-19）

● 助手应适时施加压力以避开右肺中叶和右肺上叶。

● 将剥离的血管鞘与A6的颅侧连接，剥离A6根部的上缘。当术野被右

肺上叶和右肺下叶间的肺实质遮挡时，应注意V2t的走行，可用超声手术刀分离此处的肺实质。透过被剥离的血管鞘可以看见No.11i淋巴结。

● 剥离A6根部的下缘，与上缘的剥离层连接，固定A6。如果在A6的末梢侧剥离，则有可能损伤A6的分支（特别是A6c），所以必须在A6根部进行剥离。

● 剥离肺基底动脉的背侧（A10侧）。如果剥离血管鞘内侧，其背面可以用剥离钳或医用棉签进行钝性剥离。

● 注意A4的凸起，同时剥离肺基底动脉的腹侧（A7～A8侧）。透过被剥离的血管鞘，可以看见No.11i淋巴结。连接背侧的剥离层，固定肺基底动脉。

● 将A6、肺基底动脉与各自的剥离层连接，固定右肺动脉下叶支的中枢侧。

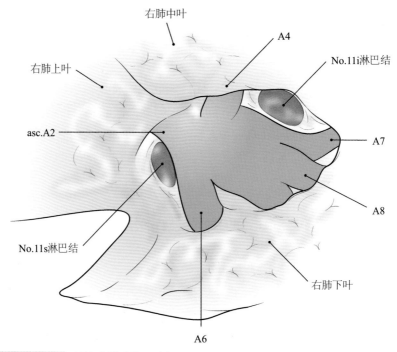

图Ⅲ-2-19　剥离右肺动脉下叶支

手术要点

用超声手术刀分离右肺三叶接合部至右肺上下叶叶间的肺实质时，注意V2的走行。在上叶下缘走行的V2有时会被肺实质遮挡，难以被发现。此处V2的损伤非常难处理。应充分离A6颅侧的血管鞘，使肺实质浮出，注意不要在外侧从叶间线向上叶侧靠近。也有透过被剥离的血管鞘可以看见V2血管壁的情况。

4 分离右肺中下叶叶间（图Ⅲ-2-20）

- 助手将右肺中叶向前方稍微靠近颅侧处牵引。
- 将右肺动脉下叶支的血管鞘向末梢侧剥离，确定A7的分支。用左手的医用棉签将A7向背侧拉，剥离No.11i淋巴结的末梢侧后可到达支气管壁（B7）。用剥离钳钝性剥离No.11i淋巴结、叶间肺实质和B7的结合点后，与步骤**1**剥离的腹侧出口连接。
- 用DeBakey钳将缝线系好，用自动吻合器将右肺中下叶叶间缝合并分离。插入自动吻合器的方向有以下2种。

①从叶间向腹侧插入，此时很难看到出口处的肺静脉。

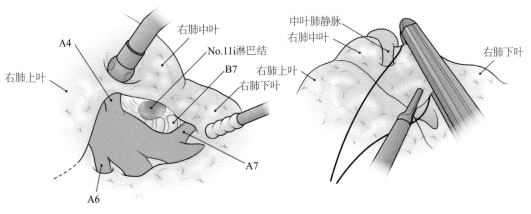

图Ⅲ-2-20　分离右肺中下叶叶间

②从腹侧向叶间插入，此时应注意出口处的肺动脉。

- 无论选哪一种方法，首先都应将自动吻合器的砧座置于No.11i淋巴结和肺实质之间，展开肺部，确认安全后再穿过。

5 切开背侧胸膜并暴露 No.11s 淋巴结背侧，剥离右下肺静脉背侧，准备清扫下纵隔（从背侧清扫 No.8 和 No.9 淋巴结）（图Ⅲ-2-21）

- 助手将右肺下叶牵引至腹侧，绷紧肺的背侧。为了配合术者操作，助手可适当改变牵引的部位。
- 从右肺上叶支气管下缘将背侧胸膜切开至肺静脉的高度。在该范围内，沿肺的附着边缘切开胸膜。从中间支气管剥离肺实质，露出No.11s淋巴结背侧（图Ⅲ-2-21①）。剥离No.11s淋巴结与肺实质的边界（作为分离右肺上下叶叶间的参考）。注意，如果操作过深会损伤A6末梢。

- 将右下肺静脉背侧的血管鞘沿上缘（V6侧）剥离，这样腹侧的剥离层就会与之连接，V6上缘的线条就会显露出来。
- 将胸膜切口延长至右下肺静脉尾侧。将切口向背侧移动，沿着食管前缘切开至肺韧带的下端。确定迷走神经，在腹侧到达食管前面，将下纵隔的待清扫组织从食管前面游离。用左手的医用棉签把食管拉到前面，助手把下纵隔的待清扫组织牵引至腹侧，充分绷紧。用超声手术刀和血管夹适当处理食管前面较细的血管。从食管前面进行剥离，直至心包。

6 清扫分叉部

请参见本书Ⅳ.3.6。

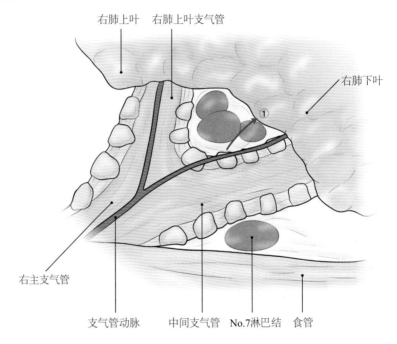

图Ⅲ-2-21　切开背侧胸膜并暴露 No.11s 淋巴结背侧

7 清扫下纵隔，分离右下肺静脉（图Ⅲ-2-22）

- 助手将右肺下叶牵引至颅侧。另外，可适当挤压横膈和心包，使肺韧带绷紧。
- 夹住肺韧带的最尾侧，用电刀从尾侧向颅侧分离肺韧带。向右下肺静脉横穿肺韧带，沿右下肺静脉和心包向颅侧切开。由于在步骤**5**已经将背侧胸膜分离，并且已经剥离了待清扫组织和心包，所以仅需切开腹侧胸膜即可。

- 到达右下肺静脉下缘后，用弯组织剪将右下肺静脉尾侧的血管鞘连同待清扫组织一起向末梢侧剥离。No.9淋巴结常在紧靠右下肺静脉尾侧的部位。注意不要残留淋巴结。

- 由于已经在步骤 **5** 完成了右下肺静脉背侧至上缘的剥离，这样就完成了整个右下肺静脉的剥离。

- 固定右下肺静脉，用缝线将其系上。从前向后插入自动吻合器分离并缝合。需要注意的是，分离线太靠近中枢侧时，自动吻合器有可能夹到心包。此时助手可挤压静脉间的心包，确认钉仓前端是否穿过静脉内侧。

- 将分离的右下肺静脉颅侧剥离，露出下叶支气管的纵隔侧壁。如果有支气管动脉，可事先进行结扎分离。

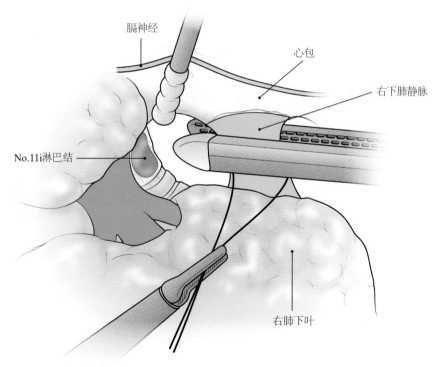

图Ⅲ-2-22 分离右下肺静脉

8 分离右肺上下叶叶间

- 助手适当牵引右肺上叶进行辅助。

- 在A6颅侧，确认透过剥离的血管鞘可见的No.11s淋巴结。切开血管鞘，将No.11s淋巴结和肺实质剥离开后，与步骤 **5** 剥离的背侧出口连接。

- 从叶间向背侧，用小弯钳将其中的组织系上缝线。

用自动吻合器分离并缝合右肺上下叶叶间。将砧座引导至No.11s淋巴结和肺实质之间。助手将上叶展开，术者将S6展开至腹部，确认砧座穿过后方。注意自动吻合器的前端不要夹到奇静脉。

⑨ 分离右肺动脉下叶支（图Ⅲ-2-23）

- 助手适当挤压右肺中叶和右肺上叶。
- 用缝线将已剥离的右肺动脉下叶支固定，用自动吻合器分离并缝合。
- 通常，可以从术者的右手切口插入器械，但角度不符时，也可以从辅助切口插入。在分叶良好的情况下，可以先进行步骤 ⑧ ，然后分离肺动脉。先分离右肺上下叶叶间可以避免碰到器械前端，使其易于插入。
- 也可以分别处理A6和肺基底动脉。

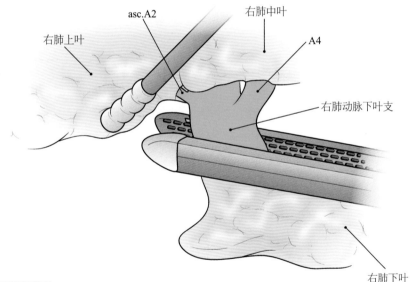

右肺上叶
asc.A2
右肺中叶
A4
右肺动脉下叶支
右肺下叶

图Ⅲ-2-23　分离右肺动脉下叶支

⑩ 清扫 No.11s 淋巴结

- 请参见本书Ⅳ.3.4。
- 在No.11s淋巴结下方和No.12l淋巴结上方之间，事先结扎并分离支气管动脉，将No.11s淋巴结向右肺上叶支气管方向进行单独清扫的情况比较多。

⑪ 清扫 No.12l 淋巴结（图Ⅲ-2-24）

- 助手将右肺上叶或右肺中叶向颅侧牵引，将右肺下叶向尾侧牵引，使右肺下叶支气管绷紧并展开。

- 握住在No.12l淋巴结和No.11s淋巴结之间被分离的支气管动脉的结扎线，用剪刀锐性剥离支气管鞘。先从B6侧，将No.12l淋巴结向末梢侧剥离，然后再向No.11i淋巴结方向剥离（按顺时针方向清扫）。分离向No.11i淋巴结横向走行的支气管动脉。

- 如果遇到沿右肺中叶和右肺下叶支气管分支走行的支气管动脉，就将其结扎分离，然后将其与No.11i淋巴结之间切断。绕B8、B7侧向纵隔方向分离。与步骤 **7** 剥离的纵隔侧的分层连接。

- 在右肺下叶支气管的下缘，应该有步骤 **6** 分叉部淋巴结末梢的结扎线和No.12l淋巴结的结扎线，牵引线头将该部分组织向末梢侧剥离后，下叶支气管的全周性剥离就完成了。

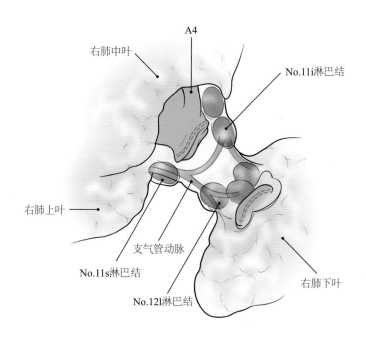

图Ⅲ-2-24 No.12l 淋巴结的清扫和支气管动脉的走行

12 清扫 No.11i 淋巴结

- 请参见本书Ⅳ.3.5。

- 在No.11i淋巴结下方和No.12l淋巴结之间，事先结扎待分离的支气管动脉，分开清扫No.11i淋巴结的情况比较多。

13 **分离右肺下叶支气管，切除右肺下叶（图Ⅲ-2-25）**

- 助手将右肺上叶挤压至腹侧，以便看到自动吻合器的前端。
- 用缝线将右肺下叶支气管系上并握住。确认支气管的剥离距离足够。将自动吻合器插入被握住的缝线的末梢，将右肺下叶支气管缝合并分离。
- 闭锁自动吻合器后，在缝合前轻轻地使肺膨胀，确认右肺中叶可以迅速膨胀。分离线过于靠近中枢侧时，一边拉缝线一边将器械移至末梢侧。
- 延长右手的皮肤切口至3.5～4 cm，将右肺下叶收到袋中，切除。

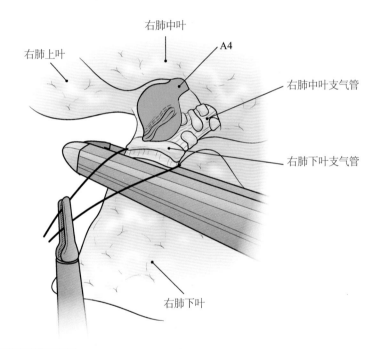

图Ⅲ-2-25　分离右肺下叶支气管

2.4 左肺上叶切除术

癌研有明医院呼吸系统外科　**中尾将之**

术前检查

● 通过CT检查确认舌叶肺动脉的分支类型（叶间型或纵隔型）、是否有肺静脉在解剖学上的特殊情况（如肺静脉共同干等）和肺的分叶情况。

手术步骤

1 切开背侧胸膜并剥离迷走神经，暴露肺动脉背侧

2 暴露叶间肺动脉并分离后方叶间

3 切断肺动脉分支（A1+2c和A4+A5）

4 切开肺门腹侧的胸膜

5 剥离并切断左上肺静脉

6 剥离肺动脉、左主支气管前面（从左肺上叶支气管至气管隆嵴）和No.10淋巴结

7 切断A1+2a+b和A3

8 切断前方叶间

9 清扫No.11和No.12u淋巴结

10 切断左肺上叶支气管并切除左肺上叶

手术方法

1 切开背侧胸膜并剥离迷走神经，暴露肺动脉背侧（图Ⅲ-2-26）

● 将左肺上叶向腹侧展开。在降主动脉的前方切开胸膜。由肺动脉的背侧开始切开，这样易于确认迷走神经。沿迷走神经，从颅侧继续将胸膜切开至主动脉弓的高度，尾侧在支气管处有朝向左肺下叶走行的迷走神经肺支，最终将胸膜切开至此高度。如胸膜下的组织较少，此时也有可能确认喉返神经。

● 用弯组织剪锐性剥离迷走神经的前缘。用血管夹或超声手术刀适当处理支气管动脉，同时分离迷走神经的左肺上叶支。

● 在肺动脉背侧剥离血管鞘。沿肺动脉纵向切开血管鞘，确认A6和A1+2c的凸起位置（作为分离后方叶间时的参考）。

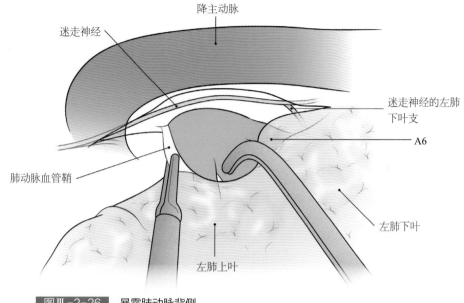

降主动脉

迷走神经

迷走神经的左肺
下叶支

A6

肺动脉血管鞘

左肺下叶

左肺上叶

图Ⅲ-2-26　暴露肺动脉背侧

2 **暴露叶间肺动脉并分离后方叶间（图Ⅲ-2-27）**

- 切开叶间胸膜至肺动脉层。剥离方向尽可能向末梢侧（A8）到达肺动脉，但基本上是从肺实质较薄、易于到达肺动脉的部位进行剥离。因分叶不良而无法到达肺动脉时，需要采用前方入路（参见本书Ⅲ.2.6）。

- 剥离肺动脉的血管鞘，在血管鞘内侧剥离肺动脉，同时向中枢侧移动。如果肺实质较薄，可以用超声手术刀将其和血管鞘一起分离。为避免进入A6和肺基底动脉之间，应注意向左肺上叶侧（从术者角度看为左侧）进行剥离。确定A1+2c和A6后，就可以慎重将二者剥离开，然后与步骤**1**剥离后的后方出口连接。

- 在叶间后方建立通路后用缝线系上，然后用自动吻合器分离叶间。将砧座放在肺动脉上，对准A6和A1+2c之间的位置，将肺叶向前拉以确认砧座的末端。此时，术者用左手展开左肺上叶侧，助手展开S6侧。在确认好砧座前端之前，不要触动自动吻合器。

3 **切断肺动脉分支（A1+2c 和 A4+A5）（图Ⅲ-2-28）**

- 将肺动脉继续剥离至中枢侧和末端侧，以确认分支的情况。多数情况下可于此时处理A1+2c和A4+A5，但需进一步确认中枢侧A1+2a+b的凸起位置，应在把握好与A3的位置关系后进行处理（步骤**7**）。

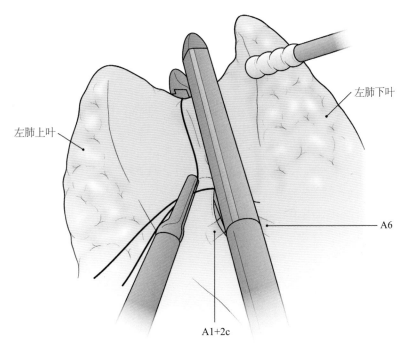

左肺下叶

左肺上叶

A6

A1+2c

图Ⅲ-2-27 切断后方叶间

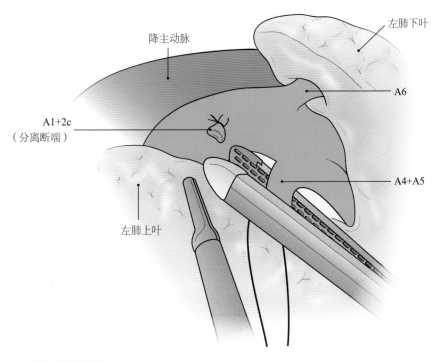

左肺下叶

降主动脉

A6

A1+2c
（分离断端）

A4+A5

左肺上叶

图Ⅲ-2-28 切断肺动脉分支

- 使用自动吻合器处理A4+A5时，A1+2c的根部往往会绷紧，所以常常先处理A1+2c。根据血管粗细适当选择需使用的自动吻合器、缝线（结扎）和超声手术刀。
- 将A4+A5的血管鞘充分剥离至末梢。用缝线系好后，使用自动吻合器分离并缝合。由于从术者右手切口插入，自动吻合器的方向与A4+A5的走行平行的情况比较多。将舌区向颅侧展开，调整角度使其呈直角，但感觉有困难时不要勉强操作，分离前方叶间后再进行处理。
- 充分剥离A4+A5的根部背侧也很重要。

4 切开肺门腹侧的胸膜（图Ⅲ-2-29）

- 将肺向背侧展开，将肺门腹侧的胸膜在膈神经的腹侧、左上肺静脉凸起处切开。在颅侧，将肺动脉朝颅侧绕过，与自背侧的切开线的开始处连接。
- 在尾侧，沿心包和胸膜的交界处切开，务必确认左下肺静脉的位置（为了避免由肺静脉共同干等特殊状况导致的误认）。

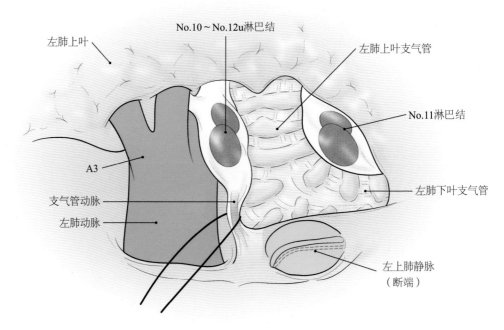

图Ⅲ-2-29　剥离支气管的前面和 No.10 淋巴结

5 剥离并切断左上肺静脉

- 从左上肺静脉稍微靠近尾侧处开始剥离。将逐个分叉部，从略靠近中央的位置向颅侧横向剥离。剥离至左上肺静脉的上缘后，沿着V1+2向末梢侧剥离血管鞘。背侧有肺动脉的血管鞘，但注意尽量不要剥离该层，始终谨记在肺静脉的血管鞘内进行剥离。可以使用医用棉签在其上缘的中枢侧进行钝性剥离。

● 剥离左上肺静脉下缘时，首先在左上肺静脉凸起的尾侧（静脉间）剥离脂肪，暴露心包。沿着心包向颅侧剥离，确认左上肺静脉凸起的位置。从刚才剥离的边缘，将上肺静脉的血管鞘向尾侧剥离，剥离至与尾侧露出的心包连接。如果从一开始沿着肺静脉向尾侧和中枢侧剥离，有可能造成在静脉凸起的部位进入心包。

● 用弯组织剪将横向切离的血管鞘末梢锐性剥离，然后分别剥离V1+2、V3和V4-5。各分支的分叉部的中枢侧也要充分剥离。固定各分支后，用缝线一起系好，再用自动吻合器缝合、分离。

● 此时，为了防止器械前端朝向主动脉弓，用左手将系好的缝线牵引至腹侧，调整角度以使器械前端穿过主动脉弓的前侧。为确保颅侧的空间，助手应将左肺上叶稍微向尾侧展开。

● 肺静脉断端过长时有形成血栓的风险，因此，确认砧座前端通过后，在闭合时尽量将其引导至中枢侧。V1-3和V4-5的分叉为钝角时，也可以分别处理。

手术要点	通常，在左上肺静脉的背侧有左肺上叶支气管。但是，出现纵隔型舌叶肺动脉时，其在左上肺静脉的略靠末梢侧、支气管的前面走行。在剥离左上肺静脉背侧及将自动吻合器穿过时，需要更加注意。

6 剥离肺动脉、左主支气管前面（从左肺上叶支气管至气管隆嵴）和 No.10 淋巴结（图Ⅲ-2-29）

● 剥离左主支气管前面，暴露管壁。将支气管周围组织向左肺下叶支气管方向和上叶支气管方向进行L形切断。左肺下叶支气管的剥离是从气管隆嵴沿B8进行的。确定No.11淋巴结，将淋巴结剥离至可从B8前壁浮出的程度。

● 支气管动脉有时会向No.11淋巴结走行，从支气管分叉部通过，在左肺下叶支气管的前面出现。大部分可以用电刀切断，但较粗的仍需要夹住。

● 还需事先将No.11淋巴结和肺实质剥离开，作为切断前方叶间时的参考。左肺上叶支气管的剥离方法是，在左肺上叶支气管的前壁、靠近上缘处，将支气管鞘切开并剥离，直至能看见上段支气管和舌叶支气管分叉部的程度为止。将剥离层向上缘延伸，将沿着主支气管至左肺上叶支气管上缘走行的支气管动脉从支气管壁处剥离出来。

- 剥离肺动脉中枢侧血管鞘，将其向末梢侧进行剥离，确认A3的凸起。将A3的血管鞘向末梢侧充分剥离（直至与V1重叠）。将肺略向尾侧展开，同时从A3根部的颅侧绕到背侧，在腹侧确认A1+2a+b的凸起。将剥离好的血管鞘与从背侧剥离出来的层连接。

- 将肺动脉中枢侧下缘的血管鞘与肺动脉壁充分剥离。将从主支气管处凸起的支气管动脉与支气管鞘、肺动脉下缘的血管鞘一起环绕，在中枢侧、末梢侧结扎和分离。握住末梢侧的结扎线，将支气管动脉连同淋巴结一起向左肺上叶支气管的末梢侧剥离。通过该操作，可将在支气管和肺动脉之间的No.10～No.12u淋巴结向末梢侧剥离，在A3的下缘留出空间。

- 支气管动脉在背侧时，通过该操作有时可能无法处理支气管动脉。如遇这种情况，可以通过结扎、剥离支气管鞘和血管鞘来剥离末端淋巴结。

7 切断 A1+2a+b 和 A3（图Ⅲ-2-30）

- 在处理A3之前处理A1+2a+b。

- 将肺向腹侧展开。当血管鞘末梢侧的剥离不充分时，应继续剥离。处理A1+2a+b时，系上缝线后，用自动吻合器将其切断、缝合。可将自动吻合器从辅助切口插入，以避免碰到周围的组织，也更易于处理。

- 再次将肺向背侧、略靠尾侧处展开。确认已将A3的血管鞘向末梢侧充分剥离、下缘的淋巴结向末梢侧完成剥离，以及留有足够的操作空间。

- 用缝线系上A3，用从术者右手切口插入的自动吻合器进行缝合和分离。如果自动吻合器的前端（大部分是钉仓侧）碰到降主动脉，则将肺略向腹侧收回。

- 由于A3的分叉部和切口的位置不同，进行上述操作时有时会出现角度不一致的情况。此时可以将左肺上叶展开到前腹部，从后方向前方插入自动吻合器。术者使用双手专心扩展视野，从辅助切口插入自动吻合器。注意不要使自动吻合器的前端夹住左上肺静脉的断端。

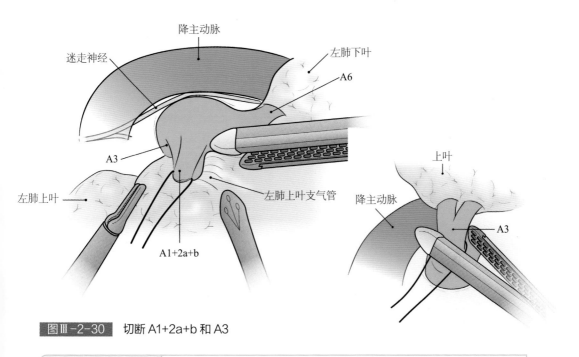

图Ⅲ-2-30 切断 A1+2a+b 和 A3

手术要点	在左肺上叶切除术中，A3的处理可以说是最重要的步骤。这个步骤中的出血性问题是致命的，因此应谨记提前做好充分准备并时刻注意安全。这个步骤的要点在于：①充分剥离A3下缘的淋巴结。②将A3的血管鞘充分剥离至末梢（直至覆盖Ⅵ-3的分离末梢处）。③如果可能，最好将A3以外的肺动脉分支全部处理好。根据不同的入路，有些部位很难确认自动吻合器前端的位置，但在我们的入路中，通过助手将肺部展开和摄像头的使用，可以在A3的颅侧和背侧得到很好的术野。主要原则是必须先确认砧座的前端在A3的对侧，再推进自动吻合器。 　　由淋巴结的炎性固定等导致难以剥离时，可先将肺动脉干缠绕（双重血管阻断带），再进行剥离。判断是否需要开胸术也很重要。

8 切断前方叶间（图Ⅲ-2-31）

● 从叶间剥离No.11淋巴结和肺。助手将肺动脉向背侧移动以避免误伤，确认B8和No.11淋巴结。处理舌叶肺动脉后，易于展开视野。

● 将No.11淋巴结和肺实质剥离开后，可以与步骤 **6** 剥离的肺门腹侧剥离层连接。沿着这条线，用弯组织钳从肺门腹侧穿至叶间侧进行前方的通路构建，然后用缝线结扎。

● 插入自动吻合器时，有从肺门侧穿至叶间侧的方法，还有从叶间侧穿至肺门侧的方法，选择角度合适的方法即可。无论哪种方法，在

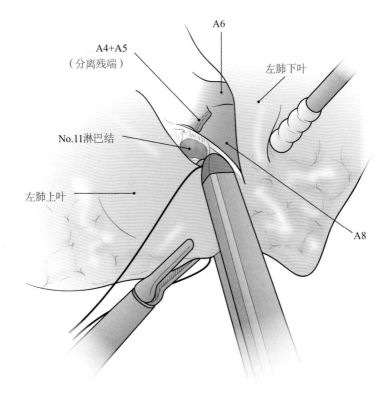

A4+A5
（分离残端）

A6

左肺下叶

No.11淋巴结

左肺上叶

A8

图Ⅲ-2-31 切断前方叶间

No.11淋巴结和肺实质间，砧座前端的引导点都相同。

● 选用从叶间侧穿至肺门侧的方法，有可能难以确认砧座前端。可在夹住自动吻合器后将其移到前面，确认其前端是否夹住心包和膈神经。

9 清扫 No.11 和 No.12u 淋巴结（图Ⅲ-2-32）

● 将左肺上叶牵引到颅侧，再将左肺下叶牵引到尾侧，展开这两个肺叶支气管的根部。

● No.11淋巴结的B8前壁侧在步骤**6**中已经被剥离。在No.11淋巴结的末梢侧，将沿着B8走行的支气管动脉连同支气管鞘一起剥离并结扎。握住末梢侧的结扎线，将No.11淋巴结从左肺下叶支气管上沿舌叶支气管的下缘剥离。连续剥离该支气管鞘，然后将其转向左肺上叶支气管的背侧（按逆时针方向清扫）。

● 左肺上叶支气管的背侧（膜样部的背面）有支气管动脉走行。为了避免剥离时误伤膜样部，剥离至左肺上叶支气管的尾侧软骨边缘后，暂时先取出颅侧软骨边缘的支气管壁，再将其连接起来，固定背侧的支气管动脉。将该处背侧的支气管动脉的中枢侧和末梢侧结扎。

- 握住末梢侧的结扎线，将No.12u淋巴结剥离至末梢侧。注意不要损伤膜样部。握住中枢侧结扎线，向左主支气管方向剥离，为之后No.10外侧的淋巴结的清扫做准备。

- 将左肺上叶向尾侧牵引，剥离左肺上叶支气管上缘。如果有步骤 **6** 残留的未处理完的支气管动脉，可先将其处理好。

- 将左肺上叶向背侧展开。左肺上叶支气管腹侧的剥离在步骤 **6** 中已基本完成。对左肺上叶支气管进行全周性剥离，确认淋巴结被充分剥离至末梢侧。

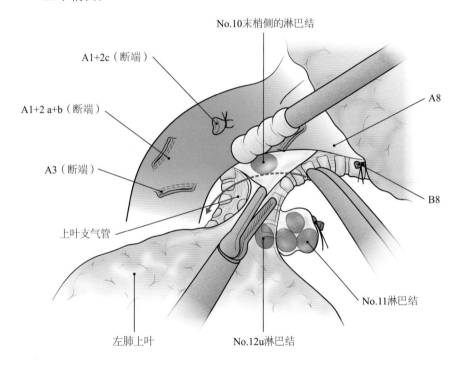

图Ⅲ-2-32 清扫 No.11 和 No.12u 淋巴结

10 切断左肺上叶支气管并切除左肺上叶（图Ⅲ-2-33）

- 将左肺上叶翻向腹侧，确保有能看见肺动脉的视野，然后用缝线将左肺上叶支气管系好。用左手握住缝线，向前牵引。在留意肺动脉的同时，从辅助切口插入自动吻合器，缝合切断左肺上叶支气管。

- 注意自动吻合器前端不要夹到上叶支气管腹侧的左上肺静脉断端和膈神经。

- 延长右手切口至3.5～4 cm，将左肺上叶收到袋中，切除。

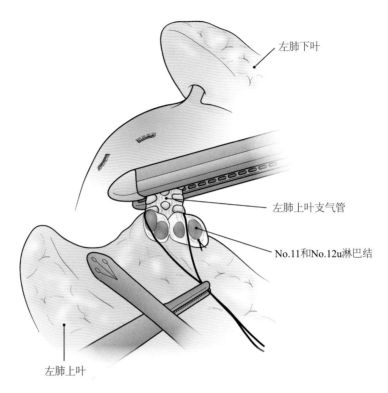

左肺下叶

左肺上叶支气管

No.11和No.12u淋巴结

左肺上叶

图Ⅲ-2-33 切断左肺上叶支气管

2.5 左肺下叶切除术

癌研有明医院呼吸系统外科　**松浦阳介**

术前检查

■ 术前通过CT检查确认

- 局部存在肿瘤：扩展视野时，要充分留意局部存在的肿瘤。
- 分叶情况：A1+2c和A6的位置关系在分离上–下叶区域（S6）时尤为重要。
- 肺动脉：检查A8至舌叶肺动脉有无分支，确认各分支的走行及分支程度。
- 肺静脉：是否有共同干。
- 淋巴结的情况。

■ 麻醉

切断左肺下叶支气管前，清扫支气管分叉部（参见本书Ⅳ.3.10）。将纱布置于左肺下叶支气管，展开分叉部，但癌研有明医院并不使用右双腔管，而使用柔软材质的左双腔管。

■ 切口的位置

术者右手切口（30 mm）位于第6肋间隙与腋中线的交点，术者左手切口（7 mm）位于第4肋间隙与腋前线的交点，入镜切口（7 mm）位于第6肋间隙与肩胛骨前缘的交点，辅助切口（15 mm）位于第8肋间隙后侧。

注意各切口间不可相距太近。

手术步骤

1 肺门背侧的操作
2 叶间的操作
3 肺门腹侧的操作
4 肺门的清扫
5 分叉部的清扫
6 切断支气管
7 切除肺叶
8 上纵隔淋巴结的清扫
9 关闭胸腔

手术方法

1️⃣ 肺门背侧的操作（图Ⅲ-2-34）

● 向腹侧展开左肺上叶和左肺下叶，切开纵隔胸膜，从颅侧切开至主动脉处，同时注意迷走神经主干的走行，尾侧切开至左下肺静脉。

● 确认迷走神经主干的走行，同时将其剥离并暴露。注意腹侧的剥离，背侧无须完全剥离。于腹侧迷走神经的左肺上叶支和左肺下叶支的分叉部，切断左肺下叶分支。此时支气管动脉像钻在迷走神经主干下侧一样走行。到达可安全切断的长度时，再进行切断。

● 自背侧剥离肺动脉干。此时，纵向剥离其末梢，确认A6和A1+2c的凸起位置尤为重要。因为此处是上-下叶区域（S6）分离线的出口。

● 将最初切开的纵隔胸膜继续分离至尾侧后，进行左下肺静脉背侧的剥离。注意迷走神经腹侧的离断线。左下肺静脉尾侧与肺韧带的No.8、No.9淋巴结的待清扫组织相连，因此应注意肺韧带的清扫线。剥离颅侧，直至可确认V6的分叉部。在紧靠颅侧，经常可见与左肺下叶支气管分叉部连接的No.121淋巴结。先确认V6末梢与支气管的交叉程度，再将肺组织从左肺下叶支气管背侧剥离，肺门和支气管分叉部的清扫也就准备好了。

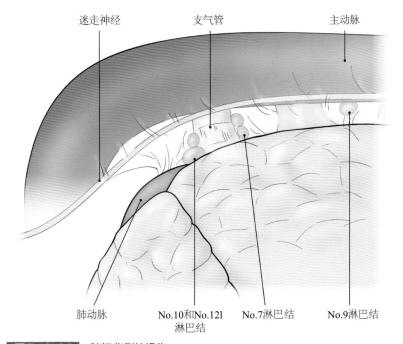

图Ⅲ-2-34 肺门背侧的操作

2 叶间的操作（图Ⅲ-2-35）

※此处所示为可以从肺叶间到达肺动脉的病例。对于无法到达肺动脉的病例，请参见本书Ⅲ.2.6。

- 将叶间胸膜切开至肺动脉。为了提高后面肺动脉的剥离效率，最好在末梢（A8处）到达肺动脉。
- 从末梢侧至中枢侧方向，沿肺动脉干，纵向将血管鞘双瓣切开。确认A1+2c和A6的分叉部。
- 因为事先从背侧剥离了A1+2c和A6的分叉部，所以可从背侧建立通路。用自动吻合器切开上-下叶间区域（S6）。

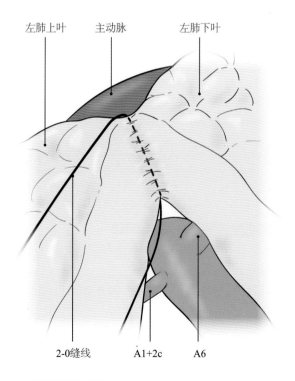

左肺上叶　　主动脉　　　左肺下叶

2-0缝线　　　　A1+2c　　A6

图Ⅲ-2-35　叶间的操作

手术要点	● 入口和出口是否一致？ ● 自动吻合器前端是否会碰到主动脉？ ● 是否沿着叶间分离线切开？

● 继续剥离下叶肺动脉，然后固定。分别剥离A6和肺基底动脉后，将它们一起固定，并用2-0缝线系上。通过DeBakey钳确认是否可以无阻力插入自动吻合器（图Ⅲ-2-36）。

手术要点	● 是否充分剥离入口和出口？ ● A6侧出口的剥离→视野展开标识是否明确？ ● 是否在不损伤肺门淋巴结被膜的前提下进行剥离？

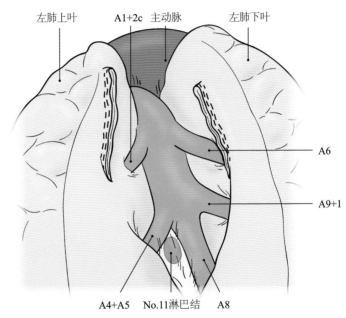

左肺上叶　　A1+2c　主动脉　　左肺下叶

A6

A9+1

A4+A5　　No.11淋巴结　　A8

图Ⅲ-2-36　叶间肺动脉露出

3 肺门腹侧的操作

● 切开肺门腹侧的纵隔胸膜。颅侧比舌叶肺静脉分支略靠近颅侧，尾侧与从背侧切开的纵隔胸膜一致，为清扫肺韧带做准备。

● 从腹侧剥离左下肺静脉。先确认舌叶肺静脉尾侧的线（图Ⅲ-2-37①）。然后到达心包，将静脉间的脂肪组织从心包处剥离（图Ⅲ-2-37②）。该脂肪组织在支气管分叉部待清扫组织最左侧的边缘。然后，将左下肺静脉的血管鞘双瓣切开（图Ⅲ-2-37③）。从腹侧的视野来看，V6向背侧分叉尤为明显。

● 然后，将肺部转向腹侧，清扫肺韧带（图Ⅲ-2-38）。由于小血管是
从主动脉流入的，所以将尾侧用血管夹夹住。从腹侧和背侧朝向纵隔
胸膜线切开，将清扫从心包剥离至左下肺静脉尾侧的组织。

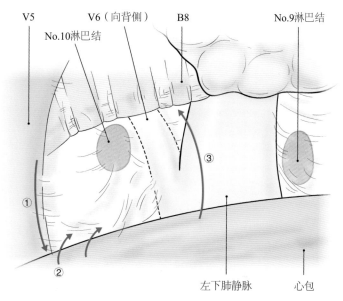

图Ⅲ-2-37 从腹侧剥离左下肺静脉

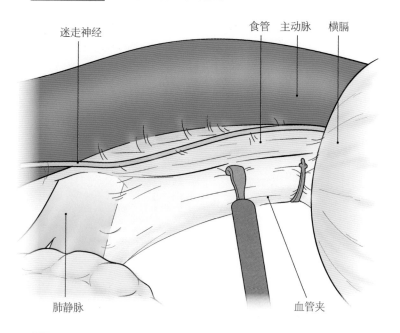

图Ⅲ-2-38 清扫肺韧带并剥离肺静脉背侧

● 该操作结束后，左下肺静脉的剥离基本完成。固定左下肺静脉，穿过2-0缝线。准备清扫分叉部时的术野，用2-0缝线结扎中枢侧后，使用自动吻合器切断左下肺静脉（图Ⅲ-2-39）。

● 然后，将已经剥离的下叶肺动脉重新用2-0缝线缠绕，使用自动吻合器切断。如果条件允许，可将A6和肺基底动脉一起处理。根据舌叶肺动脉的分支状况和主动脉走行的不同，将它们一起处理可能比较困难，此时可分别进行处理（图Ⅲ-2-40）。

手术要点	● 注意肺静脉共同干的情况。 ● 插入自动吻合器时移动左肺下叶的方法？向颅侧和腹侧牵引时是否有注意主动脉？

4 肺门的清扫

● 分离左肺下叶舌段与S8的叶间。分离肺动脉后，将叶间No.11淋巴结与肺部边缘剥离。从肺门腹侧确认No.11淋巴结，在肺和淋巴结间建立通路，使用自动吻合器分离叶间。

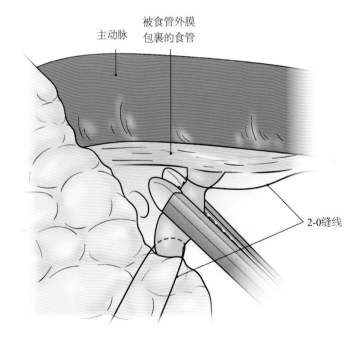

主动脉

被食管外膜包裹的食管

2-0缝线

图Ⅲ-2-39　切断左下肺静脉

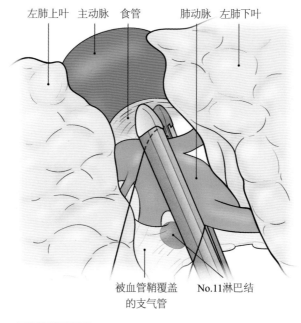

左肺上叶　主动脉　食管　　肺动脉　左肺下叶

被血管鞘覆盖
的支气管　　　　No.11淋巴结

图Ⅲ-2-40　　切断下叶肺动脉

手术要点

● 用吻合器闭合时应确认什么：是否偏离叶间线？是否夹到膈神经？有没有注意肺动脉断端？

● 进行该操作时，切除上叶时被允许，而切除下叶时不被允许做的事情是：主要不要在末梢处切断B5b。

● 然后，清扫肺门。结扎沿B8走行的支气管动脉，沿逆时针方向清扫No.11淋巴结。该淋巴结与No.12l淋巴结间的狭窄时有发生，而其与No.12u淋巴结的边界多数情况下会使用电刀分割（图Ⅲ-2-41）。

● 沿顺时针方向清扫No.12l淋巴结至主支气管外侧的No.10淋巴结（仅末梢）（图Ⅲ-2-42）。

5 分叉部的清扫

参见本书Ⅳ.3.10。

6 切断支气管

● 固定左肺下叶支气管，缠绕2-0缝线。

● 用自动吻合器向Sweet法的方向切断支气管（图Ⅲ-2-43）。

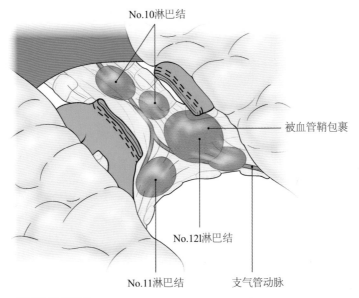

No.10淋巴结

被血管鞘包裹

No.12l淋巴结

No.11淋巴结　　支气管动脉

图Ⅲ-2-41　清扫肺门（清扫 No.11 淋巴结）

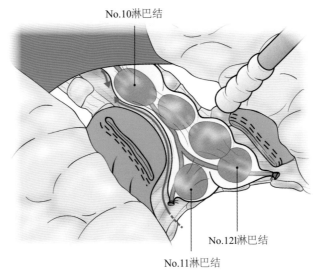

No.10淋巴结

No.12l淋巴结

No.11淋巴结

图Ⅲ-2-42　肺门的清扫（清扫 No.12l 淋巴结至主支气管外侧的 No.10 淋巴结）

7 切除肺叶

● 将肺叶回收至袋中，切除后取出体外。

8 上纵隔淋巴结的清扫

参见本书Ⅳ.3.6。

手术要点	• 清扫No.10淋巴结时如何与No.4L淋巴结分开？对注意到肺动脉的助手下达扩展视野的指示。将左肺上叶向腹侧展开。 • 左手的操作是握住2-0缝线，向外侧、尾侧牵引。 • 注意主动脉的情况下，移动左肺下叶的时候应注意避免触碰主动脉。 • 自动吻合器的插入方向为朝向越过主动脉的方向。

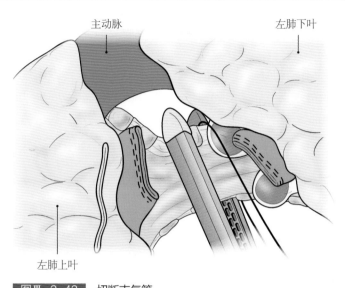

图Ⅲ-2-43　切断支气管

9 关闭胸腔

参见本书Ⅱ.2.5。

术后检查

● 胸腔内是否充分止血？

● 泄漏测试：施加15～20 cm H_2O的气道内压，确认有无肺瘘。接着将气道内压增至25 cm H_2O，仔细确认支气管残端是否存在气瘘。

● 发现肺瘘时：也可以尝试缝合关闭肺瘘，但大多数情况下用纤维蛋白胶和PGA贴（NEOVEL sheet 型）来解决。

● 在支气管残端发现气瘘时应仔细确认泄漏点。使用4-0吸收性单丝缝合线和医用纱布进行缝合关闭。再次在支气管残端将气道内压施加至30 cm H_2O，确认气瘘消失（在胸腔镜手术中缝合的技术也很重要）。

2.6 分叶不全的应对方法

癌研有明医院呼吸系统外科　**文　敏景**

在分叶不全的病例中，自叶间开始手术较困难的情况很多，造成血管损伤和肺损伤的风险较高。为了减少术中并发症，如何安全确认肺动脉并形成分叶尤为重要。

对分叶不全的处理，有切开叶间、确认肺动脉后切开肺实质（匍匐前进法）、先行处理支气管（fissures less technique）和先行处理叶间（anterior fissure first technique）等方法。虽然需要熟练掌握每种方法，但本节通过介绍实施频率较高的右肺上叶切除术和左侧手术，对扩大视野的第4种方法进行说明。

术前检查

- 利用HRCT确认分叶状态和血管走行（进行右肺上叶切除术前确认Vx、A2b和A6的有无及它们的位置关系；左侧手术前确认有无静脉共同干，叶间型A4、A5和A8的有无及它们的位置关系，以及A1+2c和A6的距离等）。

手术步骤

右肺上叶切除术

1. 与通常一样，剥离右上肺静脉，剥离右上叶肺动脉
2. 切开背侧胸膜，将No.11s淋巴结与肺剥离开（在叶间分离出口）
3. 分离右上肺静脉和右上叶肺动脉
4. 从前方分离右肺上中叶叶间
5. 分离A2b
6. 分离右肺上下叶叶间

左侧手术

1. 切开背侧胸膜和肺动脉血管鞘，确认A1+2c和A6
2. 从前方剥离静脉，确认左肺下叶支气管、No.11淋巴结和A8
3. 在A8外侧用自动吻合器切除腹侧叶间组织
4. 用电刀和超声手术刀将肺实质向背侧分离
5. 确认A1+2c和A6后，使用自动吻合器分离背侧肺叶

手术方法

右肺上叶切除术

1 与通常一样，剥离右上肺静脉，剥离右上叶肺动脉

2 切开背侧胸膜，将 No.11s 淋巴结与肺剥离开（在叶间分离出口）

3 分离右上肺静脉和右上叶肺动脉

4 从前方分离右肺上中叶叶间

- 事先结扎右上肺静脉的末梢侧，从左手切口牵引，这样有利于展开视野。
- 存在Vx中叶支气管时应进行适当处理，如果右肺动脉中叶支和肺静脉断端之间有可插入自动吻合器的间隙，则可以从前方叶前的辅助切口切开（图Ⅲ-2-44）。

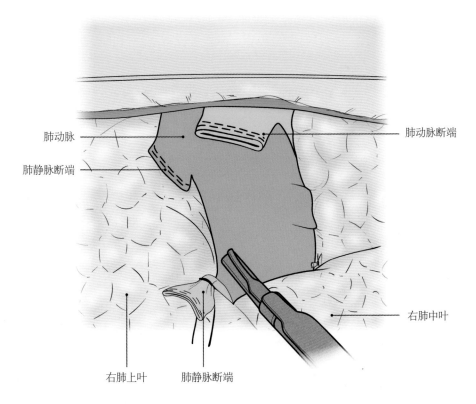

肺动脉

肺静脉断端

肺动脉断端

右肺中叶

右肺上叶　　肺静脉断端

图Ⅲ-2-44 从前方分离右肺上中叶叶间

5 分离 A2b

- 在A2b的处理完成前，用超声手术刀将肺实质分离。确保有可以安全处理的空间后，再将A2b结扎并分离。

- 利用V2的走行区分A2b和A6。相较于V2，位于颅侧的是A2b，位于尾侧的是A6。另外，A2b和A6有时是共同干，这一点可通过术前CT检查进行确认。

6 分离右肺上下叶叶间

- 从叶间确认No.11s淋巴结，将肺实质和No.11s淋巴结剥离。很快完成背侧剥离与通路建立，然后用缝线牵引（图Ⅲ-2-45）。

- 该叶间分叶较厚的情况时有发生，可使用自动吻合器分离3次，因此采用奔驰车标形叶间分离，步骤如下：①将自动吻合器的砧座与隧道部对准后进行分离。②从肺实质的外侧对准①的分离线的沟部后，进行分离。③将砧座插入隧道部，对准①和②的分离线进行分离，此时上下叶间的分离完成（图Ⅲ-2-46）。

- 相比呈一条直线的分离线，奔驰车标形分离线可以略改善残肺扩张功能。

- 分离叶间后，在常规视野下清扫叶间和肺门淋巴结，紧贴着右肺上叶清扫。

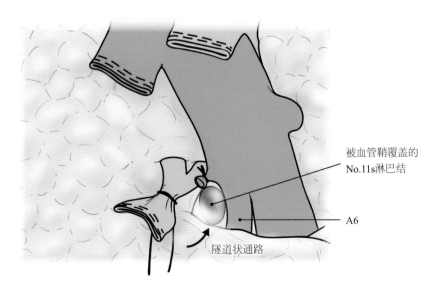

被血管鞘覆盖的
No.11s淋巴结

A6

隧道状通路

图Ⅲ-2-45　右肺上中叶叶间的隧道状通路

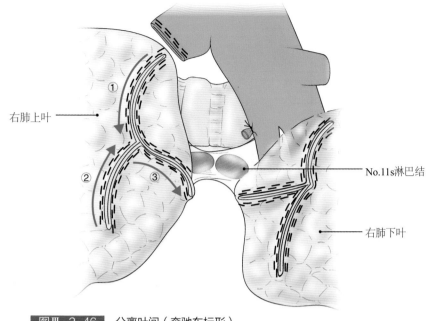

右肺上叶

No.11s淋巴结

右肺下叶

图Ⅲ-2-46　分离叶间（奔驰车标形）

左侧手术

1 切开背侧胸膜和肺动脉血管鞘，确认 A1+2c 和 A6

2 从前方剥离静脉，确认左肺下叶支气管、No.11 淋巴结和 A8
- 助手将左肺上叶向背侧展开，用电刀切开腹侧胸膜。
- 剥离静脉间肺实质的折回处后，可确认B8和No.11淋巴结。
- 将B8的内侧剥离后，可确认A8。此时如果靠近左肺上叶进行剥离，可能损伤舌叶肺动脉，所以必须靠近左肺下叶进行剥离。贴着左下肺静脉上缘的肺动脉一定是A8（图Ⅲ-2-47）。

3 在 A8 外侧用自动吻合器切除腹侧叶间组织
- 确认A8后，将自动吻合器的砧座前端置于A8外侧，然后切除前方的叶间组织（图Ⅲ-2-48）。

手术要点	此时，注意不要移动自动吻合器（肺动脉在砧座前端，注意不要损伤肺动脉）。

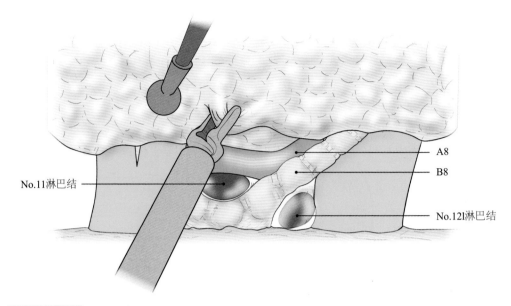

No.11淋巴结

A8

B8

No.12l淋巴结

图Ⅲ-2-47 A8 的确认

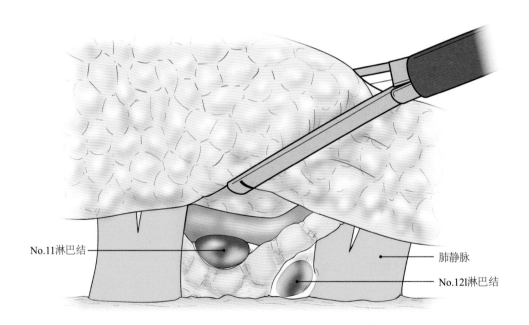

No.11淋巴结

肺静脉

No.12l淋巴结

图Ⅲ-2-48 前方叶间组织的切除

4 用电刀和超声手术刀将肺实质向背侧分离

● 操作步骤**3**后，更容易到达肺动脉。

● 向中枢侧（背侧）剥离肺动脉。注意A8至舌叶肺动脉间可能存在分支。切开肺动脉血管鞘，在确认是否有细小分支的同时，用电刀或超声手术刀分离肺实质。

● 肺动脉附近，使用超声手术刀更安全，但当分叶不全的部位较厚时，可先用电刀分离外侧，再用超声手术刀分离肺动脉附近（图Ⅲ-2-49）。

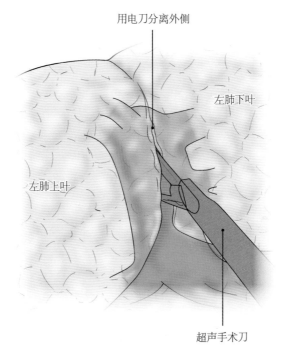

用电刀分离外侧

左肺下叶

左肺上叶

超声手术刀

图Ⅲ-2-49　分叶不全的部位较厚时的肺实质分离

5 确认 A1+2c 和 A6 后，使用自动吻合器分离背侧肺叶

● 确认A1+2c和A6后，在其背侧建立通路，然后用缝线牵引。

● 从术者右手切口插入自动吻合器，将背侧的叶间分离。插入自动吻合器时，注意不要损伤背侧迷走神经和主动脉（图Ⅲ-2-50）。

● 叶间分离后，在常规视野下清扫肺门淋巴结，紧贴着待切除的肺叶清扫肺门淋巴结。

● 通过泄漏试验确认叶间分离部是否存在支气管瘘（特别是左侧B5末梢），如果有应及时缝合；如果没有支气管瘘，或仅有微小程度的泄漏，可使用纤维蛋白贴和吸收性贴片。即使用电刀和超声手术刀分离肺实质，也没有遇见过与区域间的分离一样的长期泄漏的病例。

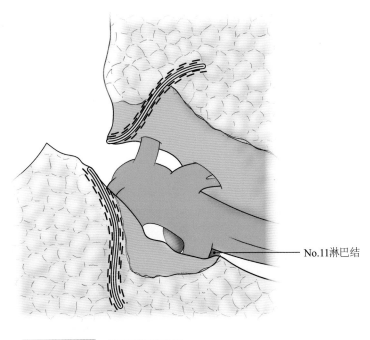

No.11淋巴结

图Ⅲ-2-50　分离背侧的叶间

手术要点　　考虑到肺门淋巴结的清扫质量会下降，因此癌研有明医院在分叶不全的病例中也不进行支气管的预处理。通过采用上述方法，可以按照常规步骤对支气管周围进行清扫，这样可保证清扫的质量。为了兼顾安全性和根治性，此项手术需要构建在镜下扩大视野的手术方式。

参考文献

[1]　Samejima J, et al. Thoracoscopic anterior 'fissure first' technique for left lung cancer with an incomplete fissure. J Thorac Dis 2016; 8: 3105-11.

2.7 出血的应对方法

癌研有明医院呼吸系统外科 **文 敏景**

肺部血管虽是低压血管系统，但血管壁较脆弱，需注意不要对其造成损伤。特别是在胸腔镜外科手术中，少量出血也会造成视野不良，使手术难以进行。本节将介绍出血的应对方法和开胸的时机。

肺叶切除时的出血原因

① 在视野死角中使用血管钳造成的损伤

- 胸腔镜外科手术可以通过扩展视野而继续进行，但还应充分认识到视野死角有很多。如果术者和助手的血管钳无法顺利到达视野内，请养成移动摄像头去看的习惯。特别是用血管钳在肺血管细小的分支和结扎线周围进行操作的时候，要注意确认血管钳的把手。

- 在死角下操作导致的出血，常常会导致损伤部位的确认延迟，而且即使在视野内也会有难以应对的情况，所以要特别注意。在可见范围内的出血大多可以应对。

② 基本手术手法不熟练

- 作为手术中的基本操作，夹持、剥离、缝合或结扎都有可能造成出血。应充分掌握基本手术手法后再参与手术。

③ 自动吻合器使用不当

- 胸腔镜外科手术随着自动吻合器的改进而发展。但是，插入自动吻合器和分离时不断有发生血管损伤的情况。

- 分离后残端渗血的情况，大多可以通过压迫止血来控制，但插入时的出血可能是致命的，因此必须避免（关于自动吻合器的安全使用，请参见本书Ⅱ.2.2）。

出血时的应对方法

出血时的应对方法如**图Ⅲ-2-51**所示。

①发生血管损伤时，初期止血可以尝试用肺实质或医用棉签压迫（图Ⅲ-2-52）。接着将纱布填入胸腔内，以备下一次的压迫止血使用。损伤程度较小，可以进行压迫止血时，须用能止血的最小的力量压迫。在出血点不明的情况下，可使用肺实质进行大面积的压迫止血。助手应扩展术野，并适当地吸走周围的血液以清洁视野。

②无法进行初始压迫止血或无法确认损伤部位时，应迅速行开胸术。紧急开胸术无须拘泥于原切口的位置，可在易于进行止血操作的第4或第5肋间隙开胸。

③能够进行压迫止血且能够确认损伤部位时，需在持续压迫止血的同时，慎重地决定修复方法（因为时间比较充裕，所以可以冷静考虑。如果条件允许，可以请求其他医生支援）。

④损伤部位的首选修复材料为纤维蛋白贴。但是，在损伤部位为保留侧或损伤较大，仅使用纤维蛋白贴不保险的情况下，可以追加缝合。此时，可

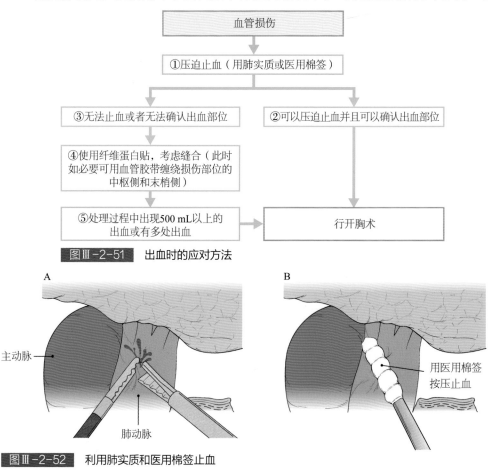

图Ⅲ-2-51 出血时的应对方法

图Ⅲ-2-52 利用肺实质和医用棉签止血

将损伤部位的中枢侧和末梢侧用血管胶带包裹并缠绕，此方法较为简便（参见本书Ⅱ.2.3）。

手术技巧	**纤维蛋白贴的使用方法** ● 通常将其切成边长为1 cm的正方形，在白色的一面（没涂纤维蛋白的一面）涂上凝胶（解除医用纱布压迫时不要将其取下）。 ● 将纤维蛋白贴贴到损伤部位并用医用纱布压迫（注意不要从损伤部位移开纤维蛋白贴）（图Ⅲ-2-53）。 ● 将压迫用的医用纱布拿掉（图Ⅲ-2-54）。此时请注意，纤维蛋白贴的边缘有时会因粘到医用纱布上而脱落。 ● 操作1次无法充分止血时，重复上述操作2～3次。
手术注意事项	● 纤维蛋白贴有时会在泄漏测试时浮起，但此时不可将其取下来。由于其正好贴在损伤部位，所以取下后会出现再次出血的情况。 ● 血管损伤时注意不要将损伤部位与周围的组织（特别是肺组织）粘在一起。如果损伤部位与肺组织粘在一起，则在肺扩张时纤维蛋白贴可能会脱落（图Ⅲ-2-55）。

⑤当止血过程中出现500 mL以上的出血或有多处血管损伤时，需要行开胸术。止血操作花费较长时间时，支气管动脉的血液以及切除肺叶时的淤血，会造成难以确保术野清洁的情况。此种情况下，为确保足够清晰的视野，须果断行开胸术。

手术要点	开胸的时机并非只由术者决定，而应由包括助手和麻醉师在内的所有手术室的人员共同判断。不要因为犹豫是否要行开胸术而给患者造成不利影响，应根据自己的能力适当判断。

A

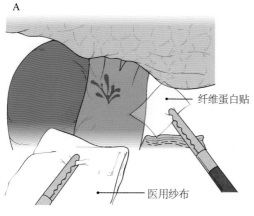

纤维蛋白贴

医用纱布

B

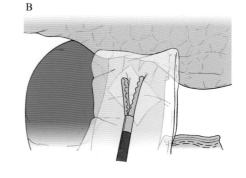

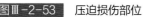 **图Ⅲ-2-53** 压迫损伤部位

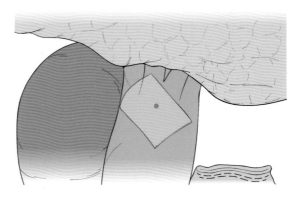

图Ⅲ-2-54 拿掉压迫用的医用纱布（纤维蛋白贴贴在损伤血管上）

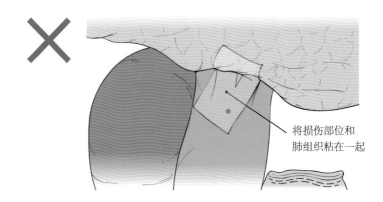

将损伤部位和
肺组织粘在一起

图Ⅲ-2-55 粘贴纤维蛋白贴时的禁忌

Ⅳ. 淋巴结清扫
1. 概述

1.1 关于淋巴结清扫的基本观点

癌研有明医院呼吸系统外科 **奥村 荣**

关于淋巴结清扫的基本观点可以总结为以下4点。手术进行时要特别注意第2点。

1 打开术野

2 寻找待清扫范围的构成物（需要保留的组织）

3 被清扫组织末端的结扎切断

4 不要手持被清除的淋巴结

清扫含有叶间组织的肺门淋巴结

清扫含有叶间组织的肺门淋巴结时，基本上应该先进行叶间的分离，之后再进行清扫。因为把叶间分离之后可以看到支气管周围全部需要清扫的淋巴结。将肺门与叶间的待清扫部位识别为线状或面状，可以使清扫变得更加容易。如果待清扫部位是线状的，在确定好起始与末端之后，最好沿一个方向进行清扫。面状待清扫部位的清扫则应按以下顺序进行。

- 线状（窄面）待清扫部位：No.11s淋巴结。
- 面状待清扫部位：右肺上叶No.12u淋巴结，左肺上叶No.12u（～No.11）淋巴结。
- 窄型长方体：左主支气管外侧（No.10淋巴结）。

例如，通过开胸术和胸腔镜外科手术这2类已经标准化的手术方式进行右肺上叶切除术时，其中No.11s～No.12u淋巴结的连续清扫是从线状到面状进行的，称为"右肺上叶逆时针清扫"（请参见本书Ⅳ.2.3和Ⅳ.3.2）。

清扫上纵隔和分叉部

右上纵隔是一个封闭的空间，特别容易被识别出，因此在掌握淋巴结清扫的基本知识的情况下是比较容易清扫的。这也是可以认识到"寻找待清扫范围的构成物（需要保留的组织）"的部位，即定位到主要位置后，其他各种各样的组织（需要保留的部位）都可以轻松定位，然后被轻松地整块清扫的部位。反之，如果不能在右上纵隔进行局部整块清扫，那在其他部位就更难进行这样的清扫。

- 识别为长方体空间：右上纵隔（图Ⅳ-1-1，Ⅳ-1-2）。
- 识别为三棱柱状的部位：分叉部（图Ⅳ-1-3）和肺韧带（图Ⅳ-1-5）。
- 识别为三角形的部位：左上纵隔（图Ⅳ-1-6）。
- 复杂的立体空间：No.4L淋巴结（图Ⅳ-1-7）（不能单独清扫）。

右上纵隔：长方体空间（图Ⅳ-1-1，Ⅳ-1-2）

该空间是操作最简单的立体空间。

- 颅侧面：右侧头臂干的尾侧（斜面）。

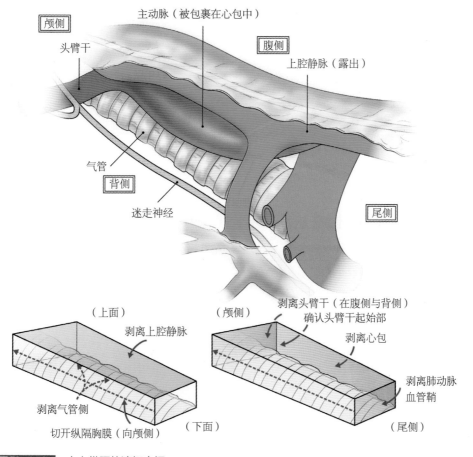

图Ⅳ-1-1 右上纵隔的清扫空间

- 尾侧面：右肺动脉干的血管鞘。
- 右侧面：被纵向切开的纵隔胸膜。
- 左侧面：主动脉弓外面的心包。
- 腹侧面：上腔静脉的血管壁。
- 背侧面：气管软骨。

识别由上述6个面形成的空间后，考虑清扫右上纵隔时待剥离面的剥离顺序以及面与面之间的直线部分的处理方法。

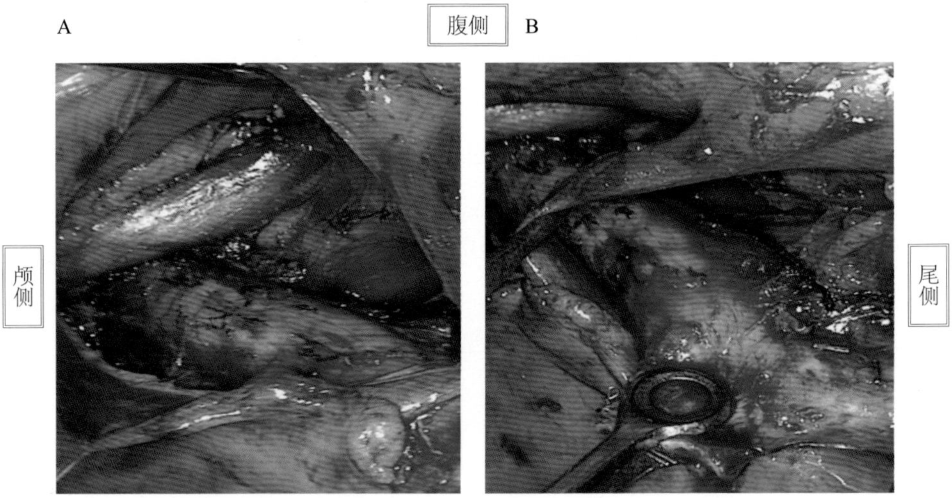

颅侧（头臂干侧）   尾侧（分叉部侧）

图Ⅳ-1-2　右上纵隔清扫后的术野

分叉部：狭窄的三棱柱状部位（图Ⅳ-1-3）

在大部分病例中，分叉部待清扫的淋巴结呈三棱柱状。这是因为清扫后的分叉部的空间（特别是顶部附近）呈三棱柱状。如果有与主支气管接触面积大的淋巴结，那么清扫后的一部分淋巴结会形成三棱柱的一个面。分叉部末端的底部面积较窄，两侧是左、右支气管壁，广阔的两面之一是左右的心包，另一面在右肺是纵隔胸膜，在左肺是食管和右侧纵隔胸膜。把分叉部与手联系起来记忆更方便，分叉部顶端就相当于手指根部，患者的腹侧相当于手背，患者的背侧相当于手掌（图Ⅳ-1-4）。

肺韧带：细长的三棱柱状部位（图Ⅳ-1-5）

对于是否能够将肺韧带周围空间看作三棱柱进行清扫，取决于肺韧带周围的胸膜层从何处被切开。如果从靠近肺部的地方切开，其清扫空间就不是三棱柱状而是线状（图Ⅳ-1-5A）。若从腹侧和背侧分别切开，则可以把肺韧带周围的空间看成一个锥形（图Ⅳ-1-5B）。总之进行清扫操作时要把肺韧带底面的食管露出一部分。通常情况下，大多数病例进行锥形清扫时淋巴结都会连接到下肺静脉的尾侧，而且若不使食管露出则无法看到食管旁淋巴结，因此最好使食管壁显露。

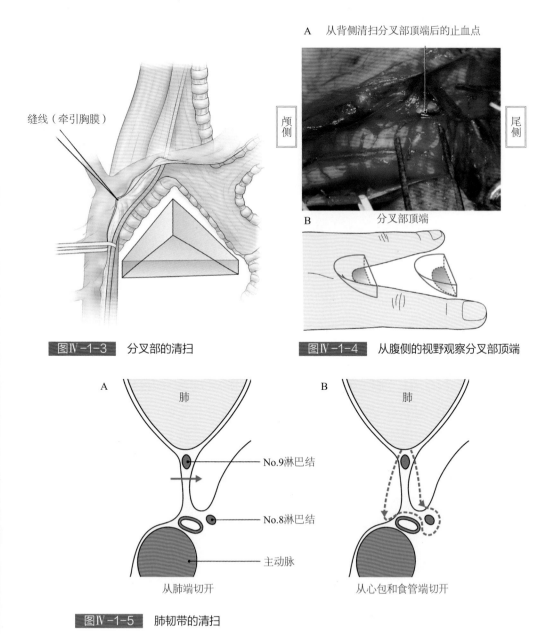

A　从背侧清扫分叉部顶端后的止血点

颅侧　尾侧

B　分叉部顶端

缝线（牵引胸膜）

图Ⅳ-1-3　分叉部的清扫

图Ⅳ-1-4　从腹侧的视野观察分叉部顶端

A

肺

No.9淋巴结

No.8淋巴结

主动脉

从肺端切开

B

肺

从心包和食管端切开

图Ⅳ-1-5　肺韧带的清扫

左上纵隔：三角形部位（图Ⅳ-1-6）

可将左上纵隔的清扫当成是在一个三角形的平面上进行的。清扫的范围由以下3条线围成。

- 迷走神经主干：背侧线。
- 肺动脉颅侧缘：尾侧线。
- 膈神经：腹侧线（实际上靠近神经腹侧的脂肪也要清扫）。

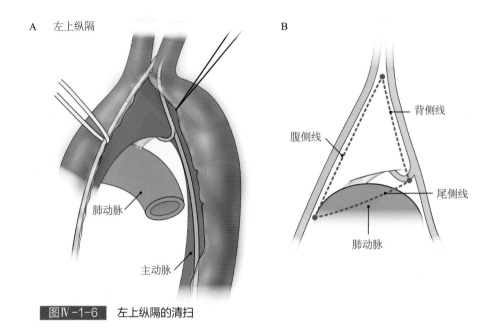

A 左上纵隔

肺动脉

主动脉

B

背侧线

腹侧线

尾侧线

肺动脉

图Ⅳ-1-6　左上纵隔的清扫

No.10 ~ No.4L 淋巴结的连续清扫需要识别复杂的立体空间

No.4L淋巴结的清扫，是从上段支气管或者下段支气管开始沿着主支气管外侧进行的连续清扫。特别是切除左肺上叶或右肺上叶时，清扫的末端是支气管升支背侧、肺动脉干的腹侧，所以需要从切除的部位开始识别（图Ⅳ-1-7）。No.10淋巴结的外侧空间是非常狭窄的，应边牵引肺动脉干与左主支气管边确保清扫空间（图Ⅳ-1-7②）。清扫喉返神经沿线的部位时，需要识别神经背侧和腹侧空间（图Ⅳ-1-7①）。

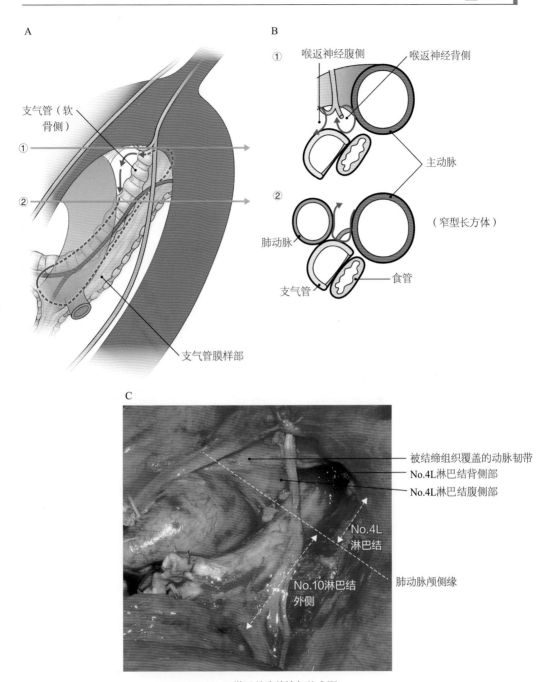

A

支气管（软骨侧）

①

②

支气管膜样部

B

① 喉返神经腹侧　　　喉返神经背侧

主动脉

②

（窄型长方体）

肺动脉

支气管　　　食管

C

被结缔组织覆盖的动脉韧带
No.4L淋巴结背侧部
No.4L淋巴结腹侧部

No.4L
淋巴结

肺动脉颅侧缘

No.10淋巴结
外侧

No.10~No.4L淋巴结连续清扫的术野

图Ⅳ-1-7 No.4L 淋巴结的清扫

1.2 淋巴结清扫时注意支气管动脉

癌研有明医院呼吸系统外科　**奥村　荣**

手术技巧

- 肺部标准的支气管位置如图Ⅳ-1-8和图Ⅳ-1-9所示。在各种各样的肺叶切除术中，清扫叶间与肺门时，从何处切蜿蜒的支气管动脉是清扫肺门和叶间淋巴结时的一个要点。
- 为了清扫肺门或叶间淋巴结，要切断大多生长于支气管软骨侧的支气管动脉。左肺上叶支气管背侧的肺门部不适用此原则。与右肺上叶肺门淋巴结不同的是，左肺上叶肺门的淋巴结在背侧，因此支气管动脉生长在此膜样部与淋巴结之间。

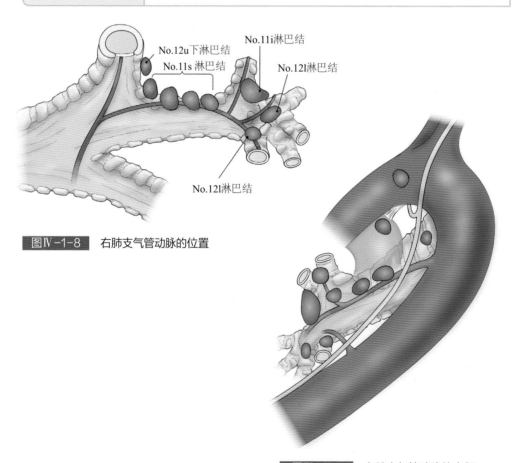

No.12u下淋巴结
No.11s淋巴结
No.11i淋巴结
No.12l淋巴结
No.12l淋巴结

图Ⅳ-1-8　右肺支气管动脉的位置

图Ⅳ-1-9　左肺支气管动脉的走行

淋巴结清扫与支气管动脉的关系

- 右肺：切除右肺上叶和右肺中叶时，切开胸膜后，在主支气管膜样部把沿主支气管背侧走向中间支气管软骨壁处的支气管动脉结扎和切断（图Ⅳ-1-10 ①）。

  切除右肺下叶时，清扫No.11s淋巴结的过程中有必要切断支气管动脉。

- 左肺：在肺门背侧切开胸膜时，可轻松确认从主动脉开始分叉的支气管动脉，当有足够安全的结扎距离时可进行切断（图Ⅳ-1-11 ①）。

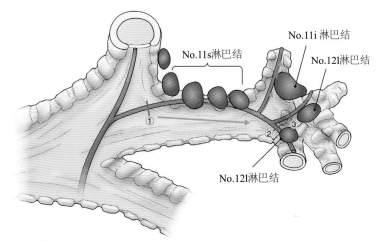

图Ⅳ-1-10　No.11s、No.11i 淋巴结的清扫（中叶切除术）

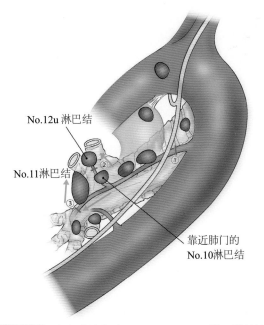

图Ⅳ-1-11　左上叶肺癌时 No.12u 和 No.11 淋巴结的清扫

切除左肺下叶时，不仅是颅侧的支气管动脉，尾侧的支气管动脉也有可能需要切断的（图Ⅳ-1-12 ①）。

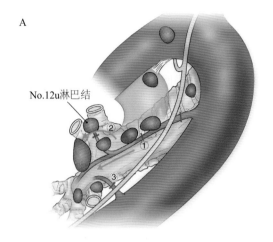

A

No.12u淋巴结

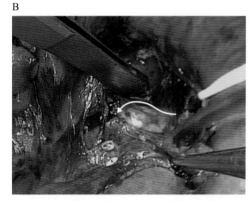

B

进行上段支气管清扫时确认舌叶支气管

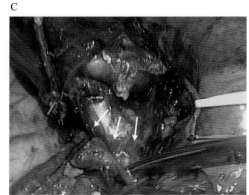

C

切开叶间后清扫完No.11淋巴结，剥离
No.12l淋巴结的左肺下叶侧

图Ⅳ-1-12 左下叶肺癌时 No.12u 和 No.11 淋巴结的清扫

牵引支气管动脉结扎线进行清扫

■ 右肺

● 切除右肺上叶时No.11s淋巴结的清扫（图Ⅳ-1-13 ①②，参见本书Ⅳ.2.3和Ⅳ.3.2）。

胸膜切开时结扎①，分离叶间后结扎②，然后边牵引结扎线边沿着上段支气管进行清扫。之后保持原样继续清扫至上叶支气管腹侧的No.12u淋巴结。

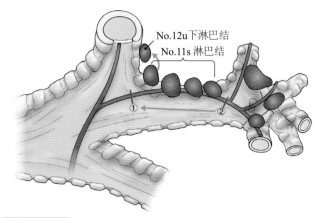

图Ⅳ-1-13　右肺上叶切除时 No.11s 淋巴结的清扫

● 右肺中叶切除。

·No.11s、No.11i淋巴结连接中叶的情况（图Ⅳ-1-10 ①~③，参见本书Ⅳ.2.4和Ⅳ.3.3）。

清扫方法是先分离右肺上下叶叶间以及右肺中下叶叶间。切开胸膜时在①处结扎，向着尾侧清扫完No.11s淋巴结后切断②和③。把No.12l淋巴结从肺动脉与支气管之间穿过，再向右肺中叶肺门部清扫。

·No.11s淋巴结分路清扫的情况（图Ⅳ-1-14 ①②，参见本书Ⅳ.2.4和Ⅳ.3.3）。

当右肺上叶和下叶分叶不全时，腹侧的肺动脉成了No.11s淋巴结与No.11i淋巴结之间的障碍。此时就应进行非右肺中叶肺门部的清扫。先切断①和②再进行清扫。大多数情况下是从尾侧向颅侧进行清扫。

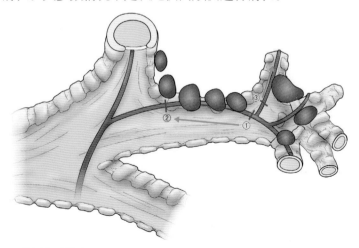

图Ⅳ-1-14　No.11s 淋巴结的分路清扫（右肺中叶切除术）

·只有No.11i淋巴结与肺门连接的情况（图Ⅳ-1-14 ③，参见本书Ⅳ.2.7和Ⅳ.3.5）。

如果在肺动脉尾侧可以确定支气管动脉，切断面向右肺中叶的支气管动脉。严格来讲，在①和③极小的空间内的清扫是非连续性的。

● 右肺下叶切除。

·No.11s和No.11i淋巴结位于右肺下叶的情况（图Ⅳ-1-15）。

把①切断后按照No.11s~No.12l淋巴结（B6侧）的顺序依次向尾侧进行清扫。从右肺中叶支气管上剥离No.11i淋巴结后切断其末梢的②，保持原样进行尾侧的剥离。在B6~B8的清扫中，平行剥离并行的支气管动脉时，将会使支气管的末端暴露。

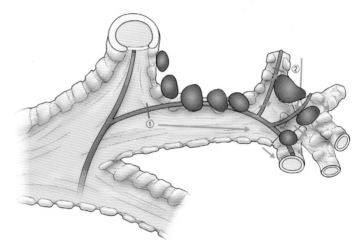

图Ⅳ-1-15   位于右肺下叶的 No.11s 和 No.11i 淋巴结的清扫（右肺下叶切除术）

·No.11s和No.11i淋巴结与其他部分分别清扫时的情况（图Ⅳ-1-16）。

在No.11s淋巴结的顶端连着No.12u淋巴结的情况下，断开No.11s淋巴结与No.12l淋巴结间隙，在进行颅侧清扫的最后断开No.11s淋巴结与No.12u淋巴结的间隙。切断与右肺中叶支气管并行的支气管动脉后，向右肺中叶末梢进行No.11i淋巴结的清扫，当其与No.12m淋巴结连接时要将其切断。

■ 左肺

·左肺支气管动脉的分支主要有2个，一个沿主支气管肺门的背侧方向走行，另一个从左肺下叶肺门的背侧向B6颅侧走行（图Ⅳ-1-9）。

·清扫叶间前结扎支气管动脉根部附近可减少出血。切开纵隔胸膜后可以轻松找到迷走神经背侧的支气管动脉，确保有可以安全结扎的长度之

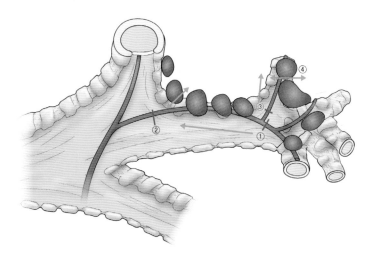

图Ⅳ-1-16 No.11s 和 No.11i 淋巴结与其他部分分别清扫时的情况（右肺下叶切除术）

后可进行操作（图Ⅳ-1-11①）。为了能随时恢复，结扎点要设定在距离根部3～4 mm处。

·颅侧的支气管动脉大多是沿着主支气管走行，并向左肺上叶支气管的背侧与左肺下叶侧（B8方向）分支。

● 左上叶肺癌时No.12u和No.11淋巴结的清扫与支气管动脉的关系（图Ⅳ-1-11）。

需要清扫上段支气管淋巴结时，在中枢侧的支气管动脉露出后，结扎其中间与末端。以清扫No.12u淋巴结末端的线作为牵引线，中间的线是延续主支气管外侧清扫端的线。清扫No.11淋巴结时，先结扎并切断沿着B8走行的末端侧，边牵引此线边从B8侧开始清扫No.11淋巴结。切除左肺上叶时，多数从左肺下叶肺门部进入，不切断尾侧的支气管动脉。

● 左下叶肺癌时No.12u和No.11淋巴结的清扫与支气管动脉的关系（图Ⅳ-1-12）。

在主支气管的末端淋巴结缺少连续性的部分切断肺门侧与主支气管侧的组织。边牵引此支气管动脉包含的结扎线边从主支气管末端向上段支气管背侧剥离。在No.13淋巴结的中间切断支气管动脉。沿与No.11淋巴结平行的方向剥离舌叶支气管的内侧则可以到达No.11淋巴结。接着把No.11淋巴结与舌叶支气管和肺剥离后即可看到B8。在B8～B6段平行地剥离支气管壁，即可露出叶间侧的支气管。注意从尾侧主动脉分支的支气管动脉，需要剥离B6侧。若在胸膜切开时明显可见，应此时进行结扎和切断③（参见本书Ⅲ.2.7）。

Ⅳ. 淋巴结清扫
2. 开胸术

2.1 右上纵隔的清扫

癌研有明医院呼吸系统外科　松浦阳介

术前检查

■ 右上纵隔的清扫

　　右上纵隔是肺癌手术实操中淋巴结清扫的基本观点"清扫时找到需要保留的组织"的适用部位。理由是，可以将上纵隔看作长方体，找出对应的每个面后进行面的剥离，分离面与面的分界线是最容易实践的方法。

■ 长方体六个面的辨识与剥离（图Ⅳ-2-1，Ⅳ-2-2）

　　颅侧面：头臂干，分为腹侧（胸腺侧）与背侧（气管侧）的剥离。

　　尾侧面：右肺动脉的血管鞘（疑似向No.4R淋巴结下转移时可合并切除）。

　　腹侧面：上腔静脉至右头臂静脉。

　　背侧面：气管。

　　右侧面：右纵隔胸膜。

　　左侧面：心包至头臂干起始部。

　　将这6个面按顺序剥离。同时要考虑面与面之间的分界线用哪种方式分离。

■ 识别并切开需要切开（需要结扎与夹闭）的线与构成物

　　颅侧面的腹侧：联结静脉角的脂肪与胸腺。

　　颅侧面的背侧：前侧气管壁。

　　尾侧面的背侧：从肺动脉血管鞘到上纵隔脂肪的剥离（也有合并切除血管鞘的情况）。

　　背侧面的左侧：左侧气管壁（从尾侧向颅侧方向切开）。

手术步骤

1 切开上纵隔胸膜（切开右侧面的中央）

2 迷走神经的暴露与固定

3 剥离气管（从颅侧的背面剥离）

4 从上腔静脉至右头臂静脉的剥离（从腹侧面剥离）与缝合

5 奇静脉的剥离

6 从心包至头臂干起始部的剥离（从颅侧的左面剥离）

7 切开头臂干腹侧（从颅侧面的腹侧切开）	**11** 剥离肺动脉血管鞘等（从尾侧的背面剥离）
8 向肺动脉血管鞘方向剥离心包（从尾侧的左面剥离）	**12** 剥离气管左侧
9 牵引肺动脉血管鞘	**13** 剥离头臂干的背侧
10 剥离气管（从尾侧的背面剥离）	**14** 缝合关闭纵隔胸膜

手术方法

1 切开上纵隔胸膜（切开右侧面的中央）

- 沿着奇静脉的背侧切开胸膜后，在奇静脉的中央向颅侧剥离胸膜上的脂肪，至右头臂静脉的尾侧附近为止。
- 为了更容易缝合清扫后的纵隔胸膜，很重要的一点是不要接近上腔静脉侧。

2 迷走神经的暴露与固定（图Ⅳ-2-3）

- 牵引切开后背侧纵隔胸膜的中央部，让助手牵引待清扫的脂肪左侧，从胸膜上剥离出需要清扫的组织后，确认胸膜正下方的迷走神经。多数情况下，在中央可以看到从迷走神经分支出来的颈心支。

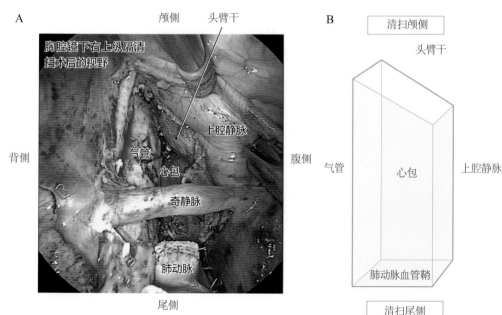

图Ⅳ-2-1　形似长方体的右上纵隔

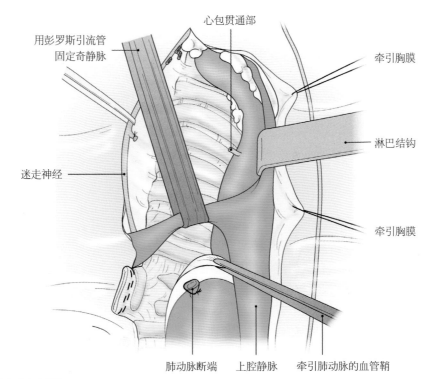

心包贯通部

用彭罗斯引流管
固定奇静脉

牵引胸膜

淋巴结钩

迷走神经

牵引胸膜

肺动脉断端　上腔静脉　牵引肺动脉的血管鞘

图Ⅳ-2-2　扩展术野的方法

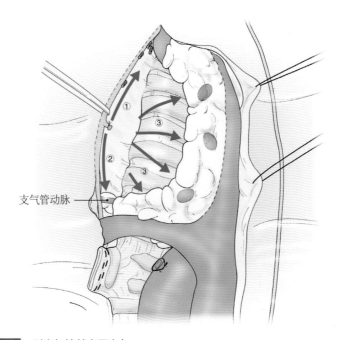

支气管动脉

图Ⅳ-2-3　剥离气管前方至心包

- 用电刀将其切断后，进行神经的颅侧与尾侧的剥离（图Ⅳ-2-3①②）。切断后的神经颅侧有小血管，可适时使用止血钳。在迷走神经与动脉交叉的部位如果可看到头臂干，则神经的颅侧需暴露到头臂干。在头臂干的尾侧，有一根神经与迷走神经相交，贯穿心包走行至头臂干分支的根部。如果想看到此神经，正确识别头臂干的颅侧是很有必要的。
- 剥离尾侧时暴露至奇静脉正上方1 cm处。

| 手术技巧 | 在这1 cm的部分中有很多向气管方向走行的支气管动脉。 |

3 剥离气管（从颅侧的背面剥离）（图Ⅳ-2-3③）

- 如果能找到迷走神经就很容易到达深部的气管前。气管前面的剥离向左侧与颅侧的方向进行。
- 向左侧剥离时，术者用镊子挤压气管背侧并向气管左侧进行剥离。如果条件允许，可剥离到心包附近。在小血管出血的地方使用电凝止血。
- 向颅侧的剥离，可进行到纵隔胸膜切开部的附近。

4 从上腔静脉至右头臂静脉的剥离（腹侧面的剥离）与缝合（图Ⅳ-2-4①~③）

- 暴露流入上腔静脉的奇静脉的角，上腔静脉到头臂静脉的剥离从颅侧进行（常用工具为电刀）。终点在迷走神经的前面。
- 为了扩展视野，剥离后的胸膜要用2根缝线牵引。
- 如果剥离过多的纵隔胸膜与上腔静脉，则会减弱上腔静脉腹侧的牵引效果。
- 剥离静脉时，会将类似血管鞘的膜与待清扫部分一起剥离（相当于待清扫组织上光滑的部分）。

5 奇静脉的剥离

- 在奇静脉的背侧牵引已离断的待清扫组织的缝线，剥离奇静脉的气管面。
- 进行操作时注意待清扫组织中流向奇静脉的细小静脉。
- 在奇静脉颅侧露出与迷走神经交叉的部位，剥离迷走神经时留下的长度大约为1 cm的组织内包含向气管方向走行的支气管动脉，所以要结扎并剥离脂肪（图Ⅳ-2-4④）。
- 剥离全部奇静脉后，用彭罗斯引流管做扩展视野的准备。

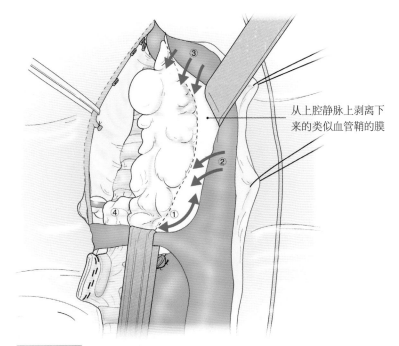

从上腔静脉上剥离下来的类似血管鞘的膜

图Ⅳ-2-4　上腔静脉的剥离

6 **从心包至头臂干起始部的剥离（从颅侧的左面剥离）（图Ⅳ-2-5）**

- 用彭罗斯引流管向助手的背侧牵引，展开奇静脉颅侧的视野。
- 剥离上腔静脉后到达心包。切除一张膜（在内侧和外侧切掉类似上腔静脉血管鞘的膜）后即可到达心包（图Ⅳ-2-5①）。
- 先剥离心包的气管侧后再剥离颅侧，切断沿头臂干尾侧进入心包的迷走神经的分支（图Ⅳ-2-5②）。此神经必存在于头臂干的起始部。

7 **切开头臂干腹侧（从颅侧面的腹侧切开）**

- 向着头臂干末端进行剥离，用肺门剥离钳把颅侧的脂肪与头臂干的腹侧（与静脉角或胸腺的联结）和背侧（与气管之间的联结）分开（图Ⅳ-2-5③），分别切开。
- 夹住头臂干腹侧的脂肪，用电刀切开之后按顺序结扎。反复进行此操作能逐渐到达迷走神经附近（图Ⅳ-2-6①）。
- 迷走神经侧与喉返神经侧（No.2R淋巴结背侧顶端）的清扫结束后（图Ⅳ-2-6②），通常不确认喉返神经的位置。

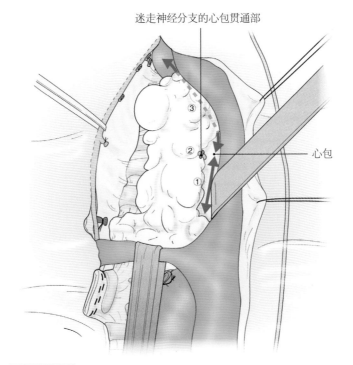

迷走神经分支的心包贯通部

心包

图Ⅳ-2-5 从心包至头臂干起始部的剥离

8 **向肺动脉血管鞘方向剥离心包（从尾侧的左面剥离）**

● 心包的剥离向尾侧方向进行，到达上腔静脉附近的肺动脉血管鞘。同部位的肺动脉血管鞘与待清扫组织之间几乎没有小血管，所以这个部位很容易剥离。

9 **牵引肺动脉血管鞘（图Ⅳ-2-6）**

● 让助手用李斯特钳牵引并剥离纵隔待清扫组织中的肺动脉血管鞘（图Ⅳ-2-6③）使血管鞘收紧，另一方向上，从上段肺动脉根部向中间的肺动脉干方向挤压。

● 展开视野则能轻松找到肺动脉血管鞘，容易切开待清扫组织与肺动脉血管鞘之间的间隙（尾侧面的切开）（图Ⅳ-2-6④）。

10 **剥离气管（从尾侧的背面剥离）**

● 确认找到迷走神经后，继续剥离已经剥离到气管壁的气管尾侧。

● 逆时针清扫右肺上叶支气管周围时，在主支气管附近切断肺门部与上纵隔部的待清扫组织，边牵引结扎线边剥离气管左侧（图Ⅳ-2-6④）。

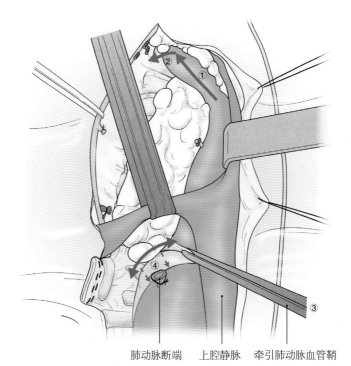

肺动脉断端　　上腔静脉　　牵引肺动脉血管鞘

图Ⅳ-2-6 剥离肺动脉血管鞘

手术技巧	肺动脉血管鞘快暴露的时候直接在分叉部到达血管鞘的话容易出血，因为分叉部的间隙中有小血管。所以剥离分叉部正上方的气管时最好向分叉部的尾部进行剥离。

11 **剥离肺动脉血管鞘等（从尾侧的背面剥离）（图Ⅳ-2-6④）**

- 在主支气管前面，边牵引纵隔待清扫组织的结扎线，边向分叉部方向进行气管前面的剥离，联结肺动脉血管鞘的待清扫组织变窄，可轻松地被止血钳夹住。夹住之后用电刀灼烧其颅侧。

手术技巧	剥离肺动脉血管鞘的操作，最好使用电动器具（在不考虑经济成本的情况下）。

- 进行这一系列的操作前，有必要找到No.4R淋巴结的尾侧。
- 直角清扫No.4R淋巴结的左角很困难，为了从分叉部进行弧形清扫，要用止血钳夹住其颅侧进行操作（图Ⅳ-2-7）。

*如遇病变转移到No.4R淋巴结尾侧的情况，要合并切除肺动脉血管鞘（后述）。

12 剥离气管左侧（图Ⅳ-2-7）

- No.4R淋巴结尾侧的清扫以弧形向连接着止血夹的颅侧进行。在主动脉弓内侧左边盆状的地方，为了不形成淋巴瘘，需要特别注意并确认是否夹好止血夹。
- 由于主动脉处只有膜样结构，因此可以快速将其切断。

13 剥离头臂干的背侧（图Ⅳ-2-8）

- 对于头臂干分支向颅侧上行的病例，分支左侧往往有连续的脂肪组织，因此可夹着止血夹将其切除。在只有膜样结构的情况下，可以快速地切除。
- 到达头臂干背侧的迷走神经后，可以切除一整块上纵隔的待清扫组织。

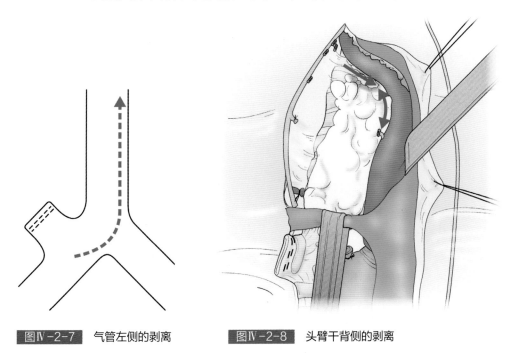

图Ⅳ-2-7　气管左侧的剥离　　　　图Ⅳ-2-8　头臂干背侧的剥离

14 缝合关闭纵隔胸膜（图Ⅳ-2-9）

- 洗净胸腔后，确认纵隔内已经止血，在上纵隔清扫的断端与联结主动脉弓的部位放入止血棉。缝合关闭纵隔胸膜。

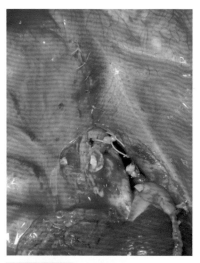

图IV-2-9　　胸膜缝合后

右上纵隔清扫（切除右肺中叶或下叶时）

在右肺中叶肺癌与右肺下叶肺癌中也有清扫上纵隔的，下面将对应介绍其与切除右肺上叶时不同的地方。

● 切除右肺中叶时的右上纵隔清扫。

·右中叶肺癌中，由于分叉部也有流向右上纵隔的淋巴流，因此这两个方向都需要清扫。也就是说，需要判断清扫分叉部的病例是否也需要右上纵隔清扫。

● 切除右肺下叶时的右上纵隔清扫。

·癌研有明医院认为不存在直接流向右上纵隔的淋巴流，在No.11s淋巴结、No.11i淋巴结以及分叉部都没有发现淋巴结转移的病例，不被认为是右上纵隔转移病例。目前，手术中只要发现上述3处淋巴结（实际上分叉部淋巴结有顶端与右侧这两个分支，曾经统称为No.10右下淋巴结）中1处有转移就需要进行右上纵隔清扫。

● 与右肺上叶切除时右上纵隔清扫的不同点。

·切除右肺中叶和右肺下叶时可能看不到被保留的肺动脉血管鞘。

·切除右肺中叶和右肺下叶时右上纵隔的清扫位置由主支气管外侧开始清扫的位置（No.4R淋巴结背面尾侧）决定。

·确定从上段肺动脉的分支向右肺上叶肺门部颅侧走行的A1后，沿中间部长轴方向切开血管鞘，在上段肺动脉的根部附近可以固定血管鞘。

·上述操作需要在实施No.4R淋巴结尾侧清扫之前进行。

2.2 右上纵隔与支气管分叉部的连续清扫

癌研有明医院呼吸系统外科　**奥村　荣**

在右上叶肺癌的病例中，淋巴结转移到右上纵隔与支气管分叉部的情况极为罕见。曾有一个病例，切除右肺上叶后，清扫右上纵隔，然后从腹侧开始分叉部清扫。分叉部的清扫也有从背侧进行的，右上纵隔清扫完成后，从气管前方取出分叉部被清扫的组织，还有一种方法是在保留右支气管鞘连续的同时使右肺上叶肺门保持连续性。

但是，癌研有明医院现在对右上叶肺癌（左上叶肺癌同样）的处理意见是，就算确认病变转移到其他部位的淋巴结也会省略分叉部的清扫。此方法的根据是上原浩文老师的论文。

右上纵隔与支气管分叉部连续清扫的方向

由于以前使用方法②：从背侧开始分叉部的清扫，这被证实会有发生右肺上叶支气管残端缺血性并发症的风险，现在变成了方法①：从腹部开始分叉部的清扫。

①从上纵隔清扫至分叉部（从腹侧开始）。

②从分叉部清扫（从背侧开始）至上纵隔。

手术步骤（图Ⅳ-2-10）

1 从分叉部顶端剥离气管

2 从左主支气管内侧进行剥离

3 从分叉部淋巴结顶端向左边背侧进行剥离

4 从右主支气管内侧剥离与从右主支气管顶端向右边背侧剥离

5 从右侧切开分叉部淋巴结尾侧后完成清扫

手术方法

1 从分叉部顶端剥离气管（图Ⅳ-2-10⑧，Ⅳ-2-11）

● 右上纵隔的被清扫组织从尾侧脱落后，显露气管顶端并剥离分叉部淋巴结顶端。

● 为了扩展视野，可挤压支气管升支残端处的主支气管背侧。

2 **从左主支气管内侧进行剥离**（图Ⅳ-2-10 ⑨，Ⅳ-2-12）

● 从分叉部顶端向左主支气管内侧剥离淋巴结。

● 如果有在左主支气管的前面进入分叉部的支气管动脉，此时要将其切断。

● 尽量剥离至能看到支气管软骨缘的程度。

3 **从分叉部淋巴结顶端向左边背侧进行剥离**（图Ⅳ-2-10 ⑩）

● 向腹侧牵引分叉部淋巴结，用镊子夹持住右主支气管，向背侧牵引以扩展视野。

● 确认食管壁后在尾侧进行剥离。

● 如果分叉部淋巴结有索状物，可使用止血夹。

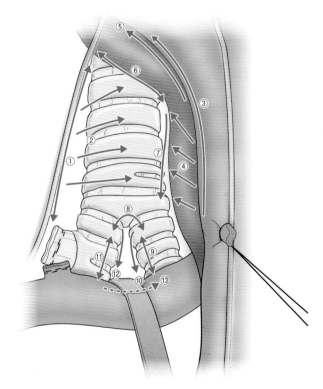

图Ⅳ-2-10　右上纵隔至分叉部的连续清扫

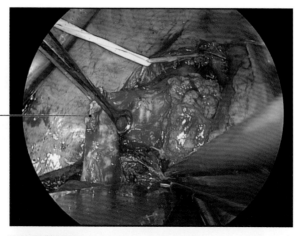

右侧支气管升支残端 ——

图Ⅳ-2-11　从分叉部顶端的剥离完成

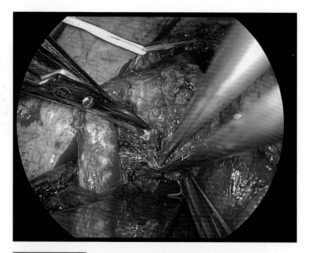

图Ⅳ-2-12　从左主支气管内侧进行剥离

4 从右主支气管内侧剥离（图Ⅳ-2-10 ⑪，Ⅳ-2-13）与从右主支气管顶端向右边背侧剥离（图Ⅳ-2-10 ⑫）

● 由于这里是视野最不好的部位，因此需要向右主支气管背侧挤压。露出右主支气管与中间支气管的支气管软骨后可找到淋巴结背侧。

5 从右侧切开分叉部淋巴结尾侧后（图Ⅳ-2-10 ⑬）完成清扫（图Ⅳ-2-14）

● 切开三角形的分叉部淋巴结底边（尾侧）。

● 向尾侧挤压右肺动脉干，向背侧挤压中段以扩展视野。

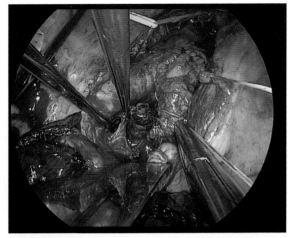

图Ⅳ-2-13　夹持展开右主支气管内侧，剥离分叉部淋巴结的右侧

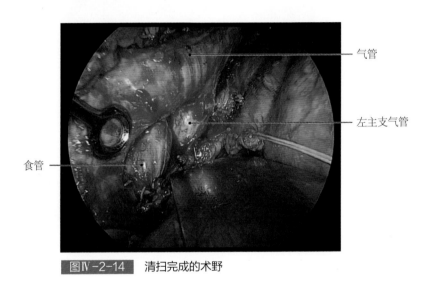

图Ⅳ-2-14　清扫完成的术野

从分叉部清扫（从背侧开始）至上纵隔的步骤

这里的分叉部清扫，与右肺中叶切除时或右肺下叶切除时的分叉部清扫几乎相同。不同的是，如何使右上纵隔组织保持连续性。为了保持连续性需要膜样结构有连续性，联结这2个部位的膜样结构是支气管鞘与气管/支气管心包韧带。

清扫方法

①从分叉部的左侧开始进行清扫，剥离左主支气管至分叉部顶端。

②连续清扫中的要点是右主支气管的剥离（剥离心包与右主支气管）。暴露右主支气管软骨后，尽可能地将支气管软骨剥离至腹侧（图Ⅳ-2-15）。膜样结构与分叉部淋巴结之间结实的联结是很重要的。膜样结构为支气管鞘与气管/支气管心包韧带。

③从气管软骨壁剥离流入分叉部顶端的支气管动脉与分叉部淋巴结。

④按照常规的顺序进行上纵隔的清扫。清扫支气管分叉部的前面时，从右上纵隔侧牵拉出清扫完的分叉部淋巴结并向颅侧牵引，与清扫右上纵隔时相同，可以从支气管分叉部前面进行剥离。这样可以边确定No.4R左侧边向颅侧进行清扫。

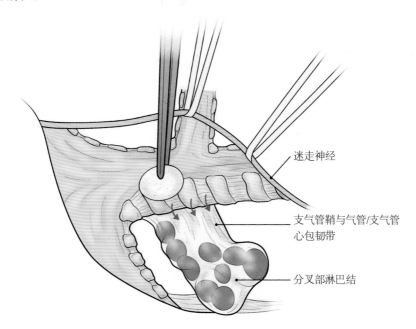

迷走神经

支气管鞘与气管/支气管心包韧带

分叉部淋巴结

图Ⅳ-2-15 右主支气管和中间支气管的剥离与清扫的连续性

参考文献

[1] 上原浩文, ほか. 右上葉左上区発生肺癌における気管分岐部リンパ節（#7）郭清省略の妥当性に関する検討. 肺癌 2008; 48（4）: 266-72.

2.3 沿逆时针方向清扫右上叶肺门和叶间的淋巴结

癌研有明医院呼吸系统外科　松浦阳介

手术步骤

1 肺动脉血管鞘的剥离与No.11s淋巴结的切除

2 No.11s淋巴结的清扫

3 支气管升支腹侧的逆时针清扫

手术方法

手术技巧	● No.11s～No.12u淋巴结的清扫在分离叶间、剥离肺动脉和肺静脉之后进行。 ● 开始清扫前需确认No.12u淋巴结的肿大程度，如有必要，需剥离覆盖在No.12u淋巴结前面的肺动脉血管鞘。

1 肺动脉血管鞘的剥离与 No.11s 淋巴结的切除（图Ⅳ-2-16）

● 慢慢剥离No.12u淋巴结前面的肺动脉血管鞘与肺动脉的间隙（图Ⅳ-2-16①）。

● 在No.11s淋巴结末梢处的中间支气管的软骨侧切开肺动脉血管鞘，到达支气管软骨后剥离背侧，用直角钳结扎支气管动脉末梢，用凯利钳夹住中段后切断并结扎。此线是从末端清扫No.11s淋巴结时很重要的牵引线（图Ⅳ-2-16②）。

2 No.11s 淋巴结的清扫（图Ⅳ-2-17）

● 一边向上提拉这个牵引线（图Ⅳ-2-17①）一边剥离支气管动脉与中间支气管的间隙。可以识别清扫中切除的没有支气管鞘的中间支气管与腹侧残留的气管鞘边缘（图Ⅳ-2-17）。

● 剥离支气管升支尾侧的过程中，慢慢把支气管升支绕到腹侧后方（图Ⅳ-2-17②）。这时，手持住肺动脉血管鞘与支气管鞘从支气管前面进行剥离。

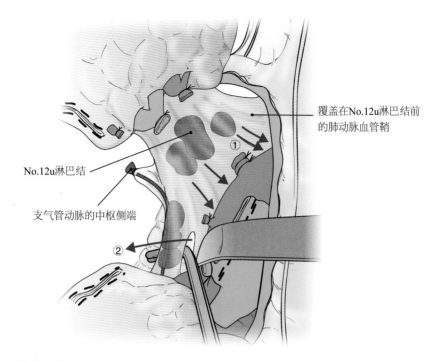

覆盖在No.12u淋巴结前
的肺动脉血管鞘

No.12u淋巴结

支气管动脉的中枢侧端

图Ⅳ-2-16 肺动脉血管鞘与肺动脉间的剥离

A

B

残留的腹侧的气管鞘

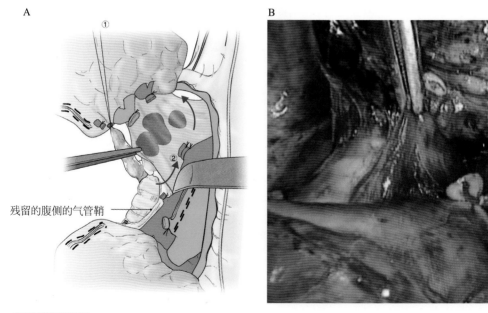

图Ⅳ-2-17 肺动脉血管鞘的结扎

3 支气管升支腹侧的逆时针清扫（图Ⅳ-2-17，Ⅳ-2-18）

● 按照从支气管升支剥离下来的顺序边夹止血夹边清扫。从分叉部到支气管升支有支气管动脉，确认将其用止血夹夹好（图Ⅳ-2-18①）。

● 为了确保切断支气管升支时有放入自动吻合器的空间，也要向末端进行剥离（图Ⅳ-2-18②）。

● 主支气管侧（支气管升支的颅侧）多伴有支气管动脉走行，因此要结扎支气管动脉中间部。此结扎线为清扫右上纵隔的尾侧及背侧的标记。

● 继续剥离支气管升支背侧，完成No.11s～No.12u淋巴结的连续清扫（逆时针）（图Ⅳ-2-19）。

术后检查

● 是否有残留的淋巴结。

● 确认支气管动脉是否结扎以及是否取下止血夹。

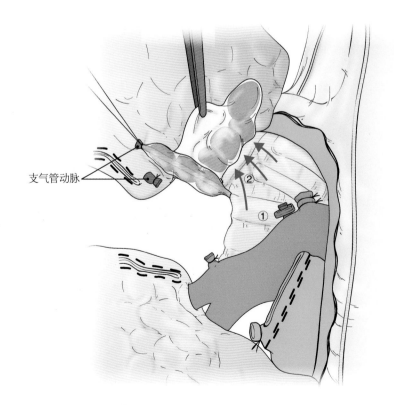

支气管动脉

图Ⅳ-2-18 待清扫组织的切除

A

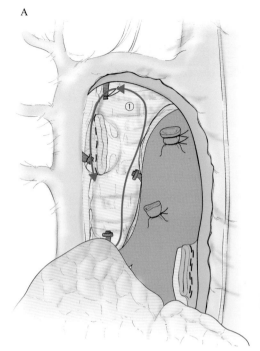

B

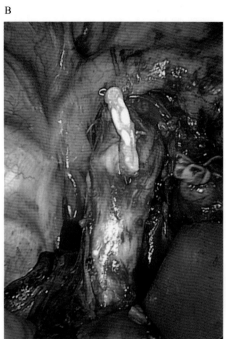

图Ⅳ-2-19　No.12u 淋巴结清扫完成

2.4 右中叶肺癌中 No.11s 淋巴结的清扫

癌研有明医院呼吸系统外科　奥村　荣

右中叶肺癌中，肺门与No.11s淋巴结的连续清扫通常是很困难的。若有意进行连续清扫，则需与右上叶肺癌中的No.11s～No.12u淋巴结连续清扫相同，有必要完成右肺上下叶叶间以及右肺中下叶叶间的分离。通常在切除右肺中叶的手术中，清扫No.11i淋巴结与No.12m淋巴结时，不分离右肺上下叶叶间也可以。No.11s淋巴结走行于肺动脉中段背侧。因此，从背侧剥离肺可以看到肺动脉中段，从叶间观察时需要开放连接腹侧的肺动脉血管鞘。而且右肺中叶肺门与No.11s淋巴结之间有叶间肺动脉和支气管鞘等膜样结构联结，多数情况下完成近距离分段清扫。有肺动脉的叶间侧不做任何剥离操作，从背侧切除No.11s淋巴结（不是清扫）时，不用很大的空间即可完成其与右肺中叶肺门分离处（非连续性组织）的清扫。

不分离右肺上下叶叶间的 No.11s 淋巴结清扫（右肺中叶切除后的清扫）

通常切除右肺中叶后进行旁路清扫。

从No.11s淋巴结横断面CT看其与周围结构的位置关系（图Ⅳ-2-20A），可见其腹侧连接肺动脉血管鞘，淋巴结与中间支气管之间有支气管动脉。其腹侧大面积与肺接触，分离右肺上下叶叶间时要剥离肺。通常从背侧剥离与肺接触的地方，确认No.11s淋巴结的腹侧。从背侧剥离1 cm左右，此时已剥离到肺动脉附近。

①在asc.A2与A6之间沿No.11s淋巴结方向，从肺动脉上剥离连接No.11s淋巴结腹侧的肺动脉血管鞘（图Ⅳ-2-20B）（到达支气管壁为止）。这样，No.11s淋巴结清扫的腹侧常被认为是与肺动脉血管鞘一同清扫的。

②如果asc.A2与A6之间有剥离空间，则从内、外侧切开剥离出的肺动脉血管鞘，暴露中间支气管（图Ⅳ-2-20B➡），然后可以很容易地找到从背侧剥离No.11s淋巴结时的终点。

③不能从内、外侧切开肺动脉血管鞘时，剥离No.11s淋巴结与肺的间隙，到达No.11s淋巴结腹侧，被血管鞘覆盖的肺动脉走行于腹侧，将其从腹

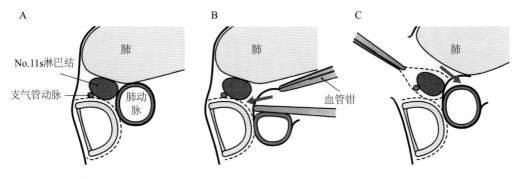

图Ⅳ-2-20 No.11s 淋巴结的清扫

A — No.11s淋巴结　支气管动脉　肺　肺动脉

B — 肺　血管钳

C — 肺

侧剥离后可以安心地切开血管鞘，使其与叶间侧相连（**图Ⅳ-2-20C→**）。在此空间继续剥离颅侧和尾侧，并尽量使其肺侧不受限。

④确认走行于中间支气管的支气管动脉后，从中间支气管上剥离动脉的No.11s淋巴结，在与No.12l淋巴结的间隙切断支气管动脉（**图Ⅳ-2-21A**）。牵引颅侧（No.11s淋巴结侧）的结扎线进行颅侧的剥离（**图Ⅳ-2-21B**）。由于No.11s淋巴结的腹侧也附有肺动脉血管鞘，可从颅侧的asc.A2根部附近切断。

⑤No.11s淋巴结与No.12u淋巴结大面积连接时，也可以剥离asc.A2血管鞘尾侧半周并连接在待清扫侧。

⑥与No.12u淋巴结切断之后，No.11s淋巴结的清扫从尾侧向颅侧进行。在肺动脉腹侧进行的右肺中叶肺门与No.11i淋巴结的清扫欠缺连续性。

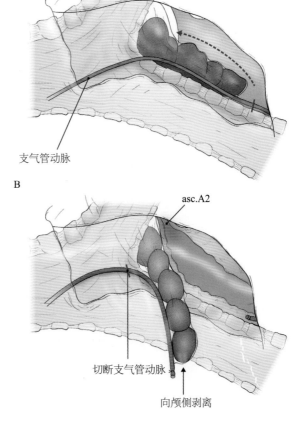

A — 支气管动脉

B — asc.A2　切断支气管动脉　向颅侧剥离

图Ⅳ-2-21 支气管动脉的切断

2.5 右中叶肺癌中 No.11s、No.11i 与 No.12m 淋巴结的连续清扫

癌研有明医院呼吸系统外科　奥村　荣

连续清扫的条件

- 右肺上中叶叶间以及右肺中下叶叶间已被分离。
- No.11s淋巴结的支气管升支侧可以轻松地被清扫。

手术步骤（图Ⅳ-2-22）

1 在肺门背侧切开纵隔胸膜并剥离支气管动脉

2 切开肺动脉干的血管鞘长轴，剥离肺动脉血管鞘与No.11s淋巴结

3 切断No.11s淋巴结颅侧与No.12u淋巴结

4 No.11s淋巴结尾侧的清扫和No.12l淋巴结的切除

5 向右肺动脉中叶支根部剥离待清扫组织后，在肺动脉腹侧将其切断

6 右肺中叶支颅侧与腹侧的清扫

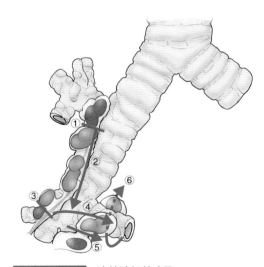

图Ⅳ-2-22　连续清扫的步骤

手术方法

1 在肺门背侧切开纵隔胸膜并剥离支气管动脉

- 从支气管升支背侧向中间支气管末端切开纵隔胸膜。
- 在主支气管膜样部确认支气管动脉的走行，如果有向支气管升支分支的动脉，在其末端切断支气管动脉。剥离支气管动脉与膜样部的间隙，到达中间支气管壁。

2 切开肺动脉干的血管鞘长轴，剥离肺动脉血管鞘与 No.11s 淋巴结

- 从肺动脉上剥离走行于A2根部到A6根部的肺动脉干背侧的血管鞘，在血管鞘内侧可看到中间支气管壁。
- 向内、外侧反向切开血管鞘，找到中间支气管。从背侧清扫并用1-0缝线牵引待清扫组织。

3 切断 No.11s 淋巴结颅侧与 No.12u 淋巴结（图Ⅳ-2-23）

- 将No.12u淋巴结从中间支气管与支气管升支尾侧剥离之后，剥离No.12u淋巴结与支气管的间隙。若No.12u淋巴结没有收紧，可用电刀切断。

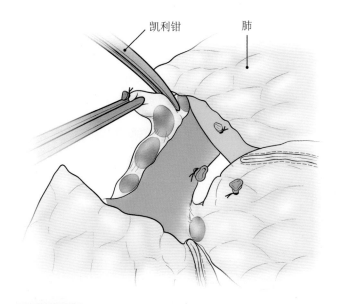

凯利钳　　肺

图Ⅳ-2-23　切断 No.11s 淋巴结颅侧与 No.12u 淋巴结

4 No.11s 淋巴结尾侧的清扫和 No.12l 淋巴结的切除（图Ⅳ-2-24）

● 将No.11s淋巴结颅侧的支气管动脉结扎线向尾侧牵引，向中间支气管尾侧清扫No.11s淋巴结，到达A6处。

● 剥离至A6的尾侧附近时夹住支气管鞘，切断No.12l淋巴结。如果No.12l淋巴结没有收紧，和No.12u淋巴结的处理方法一样，用电刀切断即可。

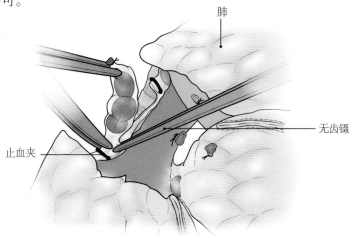

　　肺

　　无齿镊

止血夹

图Ⅳ-2-24 No.11s 淋巴结尾侧方向的清扫和 No.12l 淋巴结的切除

5 向右肺动脉中叶支根部剥离待清扫组织后，在肺动脉腹侧将其切断（图Ⅳ-2-25）

● 将从No.11s淋巴结颅侧清扫下来的组织向右肺动脉中叶支根部剥离。

● 剥离至能看到No.11i淋巴结的地方，从肺动脉腹侧清除待清扫组织。

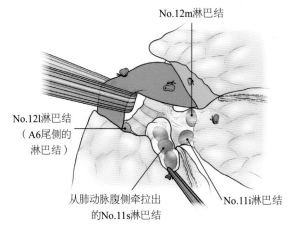

No.12m淋巴结

No.12l淋巴结
（A6尾侧的
淋巴结）

从肺动脉腹侧牵拉出
的No.11s淋巴结

No.11i淋巴结

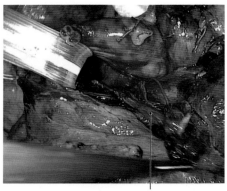

从肺动脉腹侧牵拉出的待清扫组织

图Ⅳ-2-25 从肺动脉腹侧牵拉出待清扫组织，向右肺动脉中叶支根部剥离

- 将No.11i淋巴结与中间支气管剥离，并在与B8的边界处夹上止血夹后切除此淋巴结。
- 从No.11i淋巴结腹侧剥离并暴露右肺中叶支气管壁（从叶间到尾侧）。

6 右肺中叶支气管颅侧与腹侧的清扫（图Ⅳ-2-26）

- 与通常情况下的右肺中叶切除术中的清扫操作相同。
- 在右肺中叶支气管腹侧分离肺与分叉部连接的组织（图Ⅳ-2-26*）。将其从剥离的与中间支气管的分叉部侧拉出。

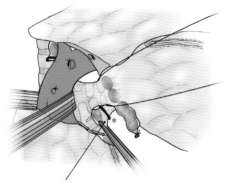
图Ⅳ-2-27中绿色路线可到达的组织

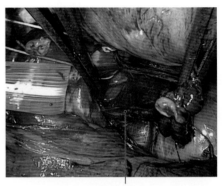
右肺中叶肺门腹侧与分叉部连接的组织
（图Ⅳ-2-27中的绿色路线可到达的组织）

图Ⅳ-2-26 右肺动脉中叶支颅侧和腹侧的清扫

知识点

右肺中叶与右肺下叶通往分叉部的路线是不同的（图Ⅳ-2-27）

从中叶到分叉部的组织连续性体现在右肺中叶支气管腹侧到分叉部的路线（图Ⅳ-2-27➡）。对于右肺下叶，考虑2条路线。一条是"静脉间路线"（图Ⅳ-2-27➡①），另一条是"背侧路线"（图Ⅳ-2-27➡②）。背侧路线是无可争议的。有时由于转移淋巴结无法在右肺下叶侧与分叉部侧切除。cN0期病例有肺叶收缩时，在癌研有明医院，对于右肺下叶支气管周围的最后清扫，有一条实施"减法"的清扫和切除路线（参见本书Ⅳ.2.8）。

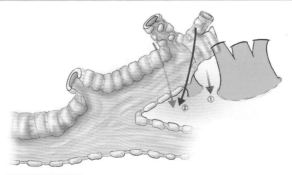
图Ⅳ-2-27 背侧路线

2.6 右下叶肺癌中 No.11s 淋巴结的清扫

癌研有明医院呼吸系统外科　松浦阳介

术前检查

- 右肺上下叶叶间的分叶情况。
- A6和A2b的走行。
- No.11淋巴结与周围淋巴结的情况（相对位置及有无淋巴结外浸润）。

手术步骤

1 分离右肺上下叶叶间，切断右肺动脉下叶支后开始清扫

2 确认全部需要清扫的淋巴结的范围

3 未附着于右肺下叶和附着于右肺下叶的淋巴结的清扫顺序

4 术中进行快速病理诊断

手术方法

与右上叶肺癌和右中叶肺癌中的No.11s淋巴结清扫的不同点

在切开背侧纵隔胸膜后，不像在右肺上叶和右肺中叶切除时那样在主支气管背侧处理（切离）支气管动脉。在有吸烟史（特别是男性）和糖尿病史等的病例中可能发生右肺下叶支气管残端的缺血性变化（如POIB）。分离右肺上下叶叶间后，确认需要清扫的No.11s淋巴结、No.12u尾侧的淋巴结与支气管动脉的位置，必要时要进行切除。同时为了更有效地进行清扫，要考虑处理到支气管动脉的哪个位置，注意不要在中枢侧过度处理。

手术方法

1 分离右肺上下叶叶间，切断右肺动脉下叶支后开始清扫

2 确认全部需要清扫的淋巴结的范围
- 确认No.11s淋巴结、No.12l颅侧的淋巴结和No.12u尾侧的淋巴结的位

置。根据"狭缝"的位置（即淋巴结与淋巴结之间的空间）决定是否将待清扫组织附着于右肺下叶肺门。

3 未附着于右肺下叶（图Ⅳ-2-28 ~ Ⅳ-2-30）和附着于右肺下叶的淋巴结（图Ⅳ-2-31）的清扫顺序

- 在No.11s与No.12u尾侧的淋巴结没有收缩的情况下，和右肺上叶切除术中的清扫方法一样，处理好No.11s淋巴结尾侧后，牵引其结扎线进行向支气管升支的剥离。
- 将No.12u尾侧的淋巴结与中间支气管、支气管升支尾侧壁和上行的A2血管鞘等剥离开后，用电刀切断No.12u淋巴结。
- 在No.12u淋巴结没有收缩的情况下，在A2b的尾侧到达No.11s淋巴结的颅侧，结扎并夹上止血夹后将其切除。
- 显露中间支气管壁，在这个部分接近支气管动脉，牵引结扎线的末端，向中间支气管末端方向进行剥离。
- 考量切除右肺下叶支气管的条件，若可以确认B6的分支，将其剥离至距离末端数毫米处。

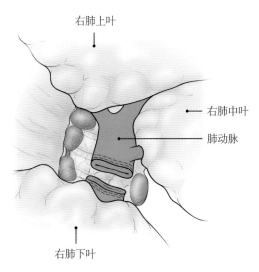

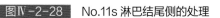

图Ⅳ-2-28　No.11s 淋巴结尾侧的处理

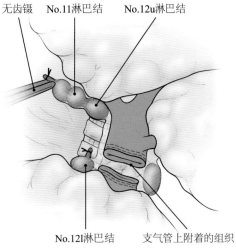

图Ⅳ-2-29　No.12u 淋巴结尾侧的处理

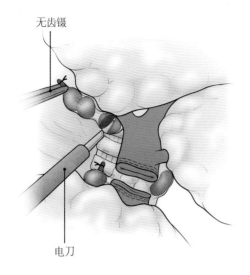

无齿镊

电刀

图Ⅳ-2-30   No.12u 淋巴结的切断

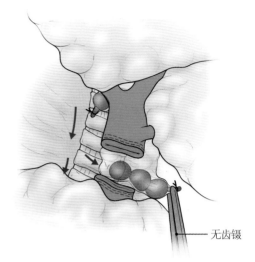

无齿镊

图Ⅳ-2-31   连接右肺下叶的 No.11s 淋巴结的清扫

4 **术中进行快速病理诊断**

- 术中迅速进行No.11s淋巴结和No.12u淋巴结的病理诊断，判断是否可省略右上纵隔的清扫（另外，还需确认No.11i淋巴结和No.7淋巴结顶端，或确认右下角4个位置的淋巴结）。

术后检查

- 清扫范围的确认：清扫No.11s淋巴结后，是否完美剥离并暴露支气管升支与中间支气管的分支。
- 确认止血：为防止后续出血，应结扎较大的支气管动脉并夹上止血夹。

参考文献

[1]   Satoh Y. et al. Postoperative ischemic change in bronchial stumps after primary lung cancer resection. Eur J Cardiothorac Surg 2006; 30: 172-6.

[2]   Uehara H. et al. Prognostic value and significance of subcarinal and superior mediastinal lymph node metastasis in lower lobe tumours. Eur J Cardiothorac Surg 2010; 38: 498-502.

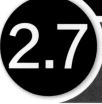
2.7 No.11i 淋巴结的清扫

癌研有明医院呼吸系统外科　**奥村　荣**

No.11i淋巴结的清扫，根据切除肺叶的顺序不同而略有不同。如果条件允许，向切除肺叶的一侧进行清扫，可发现有能与其一起切除的部分。

右肺中叶切除的情况

根据以下2点进行清扫。

①连续清扫No.11s淋巴结的情况：切除所有叶间后的清扫（参见本书Ⅳ.2.4）。

②清扫No.11i～No.12m淋巴结：与No.11s淋巴结缺少连续性（参见本书Ⅳ.2.5）。

右肺下叶切除的情况

根据以下2点进行清扫。

①在No.11s淋巴结处连续进行No.11i淋巴结的清扫（图Ⅳ-2-32～Ⅳ-2-34）。

分离右肺上下叶叶间、右肺中下叶叶间和肺动脉后开始进行No.11s淋巴结的清扫，注意支气管鞘与支气管动脉的走行。进行No.11i淋巴结的清扫时，要贴着右肺下叶侧进行清扫。但进行此种清扫的病例确实很少。

■ **具体步骤（手术操作几乎都用剪刀进行）**

- 与No.12u淋巴结分断后在No.11s淋巴结的右肺下叶侧牵引支气管动脉的结扎线并清扫（图Ⅳ-2-32①）。
- 在No.12l淋巴结的B6侧，清扫（剥离）至可以切断支气管并确认B6起始部的程度（图Ⅳ-2-32①）。
- 注意B8方向的支气管动脉，剥离支气管鞘，若有朝向右肺中叶支气管的支气管动脉，要将其切断（图Ⅳ-2-32②）。
- 从右肺中叶支气管叶间侧剥离No.11i淋巴结（图Ⅳ-2-33）后很容易看到其与右肺中叶的边界。在右肺中叶支气管的腹侧切离No.11i淋巴结并剥离右肺下叶侧。朝向分叉部的支气管鞘是右肺下叶肺门"减法"清扫时必须确认的膜样结构（图Ⅳ-2-34）。

②单独清扫No.11i淋巴结。

在与No.12m淋巴结有连接的情况下进行清扫时，最终要分断No.12m淋巴结。在B8侧分断No.12m淋巴结的右肺下叶侧，牵引其结扎线向右肺中叶侧进行清扫。

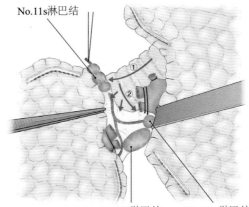

No.11s淋巴结

No.11i淋巴结　　No.12m淋巴结

图Ⅳ-2-32　在No.11s淋巴结处连续进行No.11i淋巴结的清扫（切除右肺下叶）

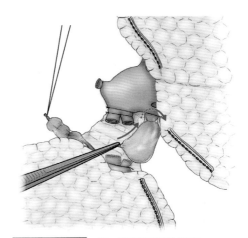

图Ⅳ-2-33　No.11i淋巴结的剥离

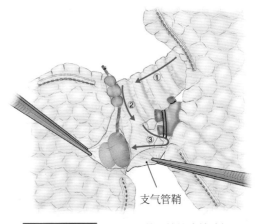

支气管鞘

图Ⅳ-2-34　No.11i淋巴结的连续清扫

2.8 右下叶肺门清扫的"减法"

癌研有明医院呼吸系统外科　**奥村　荣**

手术技巧	右下叶肺门清扫的"减法"是指向分叉部的连接部位清扫的方法（切断分叉部的方法）。使用此方法离断肺侧与分叉部侧的清扫组织。由于此方法是右下叶肺门清扫的最后步骤，有可能切断并暴露周围全部右肺下叶肺门的支气管。

手术步骤

1 进行右肺下叶支气管周围最后的清扫。

2 从B6侧牵引支气管鞘，用肺门剥离钳沿着支气管下端向背侧剥离。

3 有2根线，一根环绕右肺下叶支气管，一根环绕右下肺叶尾侧转向分叉部。

4 切断分叉部与右肺下叶的淋巴结，剥离右肺下叶支气管后将其切断。

手术方法

①从No.11s淋巴结至叶间侧的No.12l和No.11i淋巴结的清扫完成后，再进行此"减法"清扫。

②清扫No.11i淋巴结时，将右肺下叶支气管腹侧的支气管鞘从支气管上剥离下来。从腹侧用肺门剥离钳沿着支气管壁贯通至背侧（图IV-2-35）。

③贯通完成后，给支气管系上1条1-0缝线。

④第2根1-0缝线通过下叶的尾侧绕回背侧，可以判断这根线是在未切断的组织上还系着的缝线（图IV-2-36）。

⑤将淋巴结没有切断的部位用此线结扎后，露出其末端在肺侧进行剥离并显露切断支气管时所需要的长度。

⑥进行此"减法"清扫操作的目的是，更轻松地剥离待清扫组织与支气

管壁。如果不进行此操作而直接进行清扫，则必须在将右肺下叶向头侧翻转的视野中确认支气管壁，这并不是一项容易进行的术野中的剥离操作。

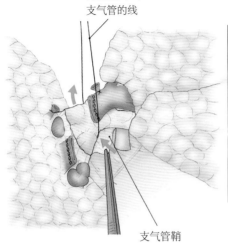

环绕右肺下叶
支气管的线

支气管鞘

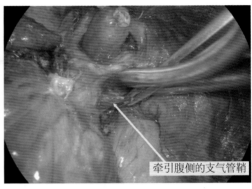

牵引腹侧的支气管鞘

牵引腹侧的支气管鞘，在支气管与肺门之间用肺门
剥离钳剥离至背侧

图Ⅳ-2-35　支气管鞘的剥离

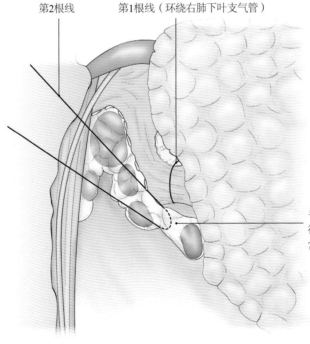

第2根线　　第1根线（环绕右肺下叶支气管）

与分叉部连接的
待清扫组织（通
常是分开的）

图Ⅳ-2-36　支气管上的2根1-0缝线

2.9 右侧肺癌支气管分叉部的清扫

癌研有明医院呼吸系统外科　**松浦阳介**

术前检查

■ **对支气管分叉部清扫的基本理解**

- 为拥有良好的视野做准备（图Ⅳ-2-37）。

  在背侧的纵隔胸膜（以及包含迷走神经的地方）上系上牵引线。

  用李斯特钳夹持牵引肺静脉周围的心包边缘。

  右主支气管的暴露（通常是在暴露的右主支气管上放置圆头外科剪）。

- 露出整个分叉部淋巴结后侧并确认清扫范围。

- 从对侧淋巴结进行清扫，最后进行分叉部顶端的清扫。

■ **术前需通过CT检查确认的内容**

- 淋巴结的状态。

- 静脉间的情况（是否有异常分支以及是否有足够的操作空间）。

手术步骤

> **1** 暴露需要清扫的分叉部淋巴结的背侧
>
> **2** 先行处理最深部的左侧，暴露左主支气管
>
> **3** 剥离分叉部淋巴结的心包侧
>
> **4** 清扫静脉间的组织，从右主支气管上剥离右端的淋巴结
>
> **5** 到达支气管分叉部的腹侧
>
> **6** 分离发现的支气管动脉

手术方法

1 暴露需要清扫的分叉部淋巴结的背侧

- 确认右下肺静脉处的食管，在迷走神经主干的腹侧向颅侧行进，确认左主支气管（图Ⅳ-2-37）。

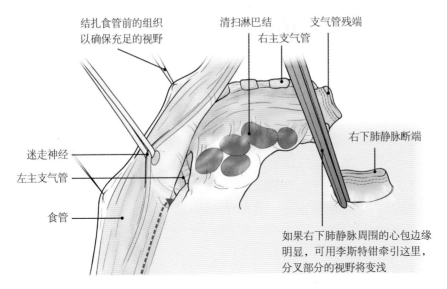

结扎食管前的组织
以确保充足的视野

清扫淋巴结

支气管残端

右主支气管

右下肺静脉断端

迷走神经

左主支气管

食管

如果右下肺静脉周围的心包边缘
明显，可用李斯特钳牵引这里，
分叉部分的视野将变浅

图Ⅳ-2-37　暴露分叉部淋巴结背侧

2 **先行处理最深部的左侧，暴露左主支气管（图Ⅳ-2-38）**

● 确认左主支气管的内侧壁，剥离分叉部的各淋巴结间的间隙，然后
可轻松到达心包。

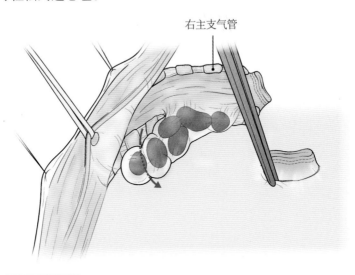

右主支气管

图Ⅳ-2-38　暴露左主支气管

3 **剥离分叉部淋巴结的心包侧（图Ⅳ-2-39）**

● 将分叉部淋巴结的深部左侧剥离后，从左主支气管侧向深部进行剥
离，结扎或者剪切可能的组织后再切断。夹住向分叉部淋巴结走行的

支气管动脉。
- 向左主支气管与分叉部淋巴结之间的顶端进行剥离。
- 尽可能地从心包面剥离全部的分叉部淋巴结。

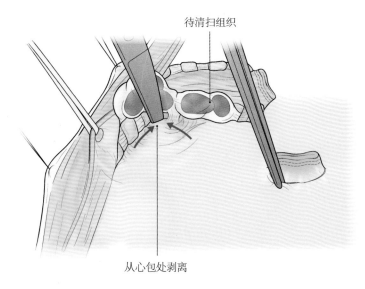

待清扫组织

从心包处剥离

图Ⅳ-2-39 分叉部淋巴结心包侧的剥离

手术的注意点 要注意有时存在贯穿心包的小静脉。

4 清扫静脉间的组织，从右主支气管上剥离右侧的淋巴结（图Ⅳ-2-40）
- 从静脉间组织背侧出来后，分断其与待切除肺（右肺下叶）之间的空隙并牵引结扎线，向顶端方向剥离右主支气管。

5 到达支气管分叉部的腹侧（图Ⅳ-2-41）
- 进行分叉部顶端处理之前，切断分叉部与后面（膜样部）的连接组织，露出分叉部顶端的支气管软骨缘。

6 分离发现的支气管动脉
- 若有从气管前面走行至分叉部的支气管动脉，需要将其夹闭。
- 由于分叉部顶端的淋巴结颅侧多数在分叉部支气管壁的腹侧附近（类似指根连接部），有必要有意识地将其从此支气管壁上剥离（参见本书Ⅳ.1.1）。此时扩展视野的方法是用圆头外科剪夹住右支气管内侧，开大分叉的角度（图Ⅳ-2-41）。

● 在分叉部的顶部，可能有一条从左主支气管前面经过、到达分叉部的支气管动脉，因此要进行切实夹闭。

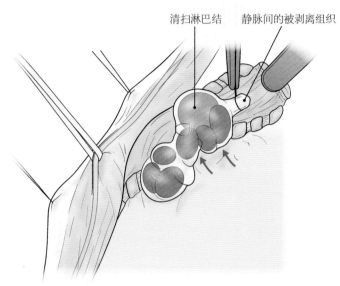

清扫淋巴结　静脉间的被剥离组织

图Ⅳ-2-40　从右主支气管上剥离右侧的淋巴结

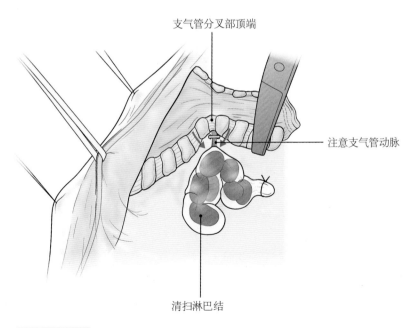

支气管分叉部顶端

注意支气管动脉

清扫淋巴结

图Ⅳ-2-41　支气管动脉的夹闭

清扫结束后的术野如**图Ⅳ-2-42**，清扫出的淋巴结见**图Ⅳ-2-43**。

最好实现整块全切清扫，使淋巴结形成一个与支气管分叉部相对应的结构。

术后检查

- 淋巴结清扫干净了吗？
- 分叉部顶端确实夹闭了吗？
- 被清扫的淋巴结被膜是否有损伤？

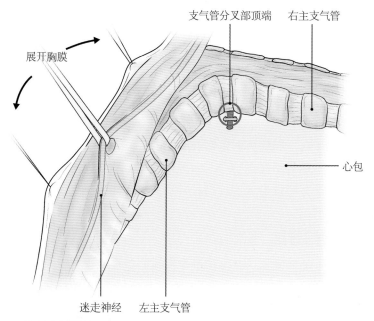

图Ⅳ-2-42 清扫结束的术野

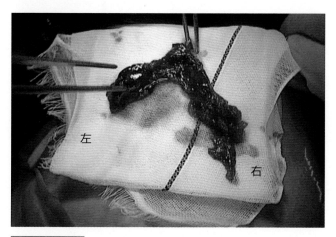

图Ⅳ-2-43 被清扫的淋巴结

2.10 右侧肺韧带的清扫

癌研有明医院呼吸系统外科　奥村　荣

两侧肺韧带清扫的相同之处

在开胸的情况下，由于肺韧带的尾侧会使视野不佳，因此应在切断肺静脉后再向尾侧进行清扫。

肺韧带的清扫空间类似细长的三棱柱（参见本书Ⅳ.1.2）。

在腹侧与背侧分别切开纵隔胸膜。

切开腹侧静脉间的胸膜，确认右肺上叶和右肺中叶的肺静脉。

暴露背侧的右下肺静脉，在右下肺静脉尾侧到达心包，确认腹侧的胸膜。

从腹侧切开右下肺静脉的尾侧胸膜，连接到背侧。

确认背侧的食管与迷走神经，向尾侧切开胸膜。

用弯血管钳夹持住最深部，结扎并切离。

右侧肺韧带的清扫方法

①切断右下肺静脉后，从颅侧向尾侧进行肺韧带的清扫。

②从背侧确认食管后，进行基本的迷走神经腹侧的清扫。若该神经的背侧有淋巴结，则将其与No.9淋巴结一起清扫。

③从腹侧进行食管的剥离，到达心包。切开腹侧的胸膜向尾侧进行清扫。

④由于肺韧带的最尾侧与膈之间可能有血管连通，因此要将这些血管结扎并切断。

⑤食管的腹侧不仅有心包，也应注意下腔静脉的存在。

2.11 左上纵隔的清扫

癌研有明医院呼吸系统外科　**奥村　荣**

可将左上纵隔（No.5和No.6淋巴结）的清扫看成一个三角形平面的清扫（参见本书Ⅳ.1.2）。此平面的顶点在膈神经与迷走神经交点附近。颅侧有大动脉壁，尾侧有肺动脉壁（血管鞘）。清扫范围包括腹侧的膈神经（腹侧的脂肪也可适当清扫）和背侧的迷走神经。左上叶肺癌中，若No.5和No.6淋巴结不肿大，通常切除了左肺上叶后，将其与肺切断，之后再清扫。在清扫No.5和No.6淋巴结时，并非所有病例都将肺动脉血管鞘的全层剥离并附着于清扫侧（特别是在左下叶肺癌的情况下）。

手术步骤

1 将纵隔胸膜按照倒"T"形切开

2 确认迷走神经与膈神经，切断并牵引迷走神经左肺上叶支

3 从迷走神经的腹侧开始清扫，直至颅侧的顶端

4 确认喉返神经后，将其从肺动脉干（血管鞘）和动脉韧带上剥离

5 清扫纵隔神经腹侧

6 缝合纵隔胸膜

手术方法

1 将纵隔胸膜按照倒"T"形切开

● 从肺门背侧的胸膜开始，进行左上纵隔胸膜的倒"T"形切开（图Ⅳ-2-44）。在膈神经与迷走神经之间向颅侧切开。

2 确认迷走神经与膈神经，切断并牵引迷走神经左肺上叶支

● 在迷走神经主干的正上方用弯血管钳游离胸膜与迷走神经（图Ⅳ-2-45）。在肺叶切除处切断迷走神经左肺上叶支。

● 在腹侧确认膈神经，贯通胸膜后用血管胶带轻轻牵引膈神经，确认颅侧膈神经的走行（图Ⅳ-2-45）。

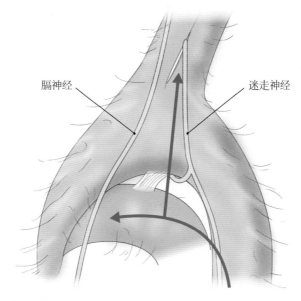

图Ⅳ-2-44　将纵隔胸膜按照倒"T"形切开

膈神经

迷走神经

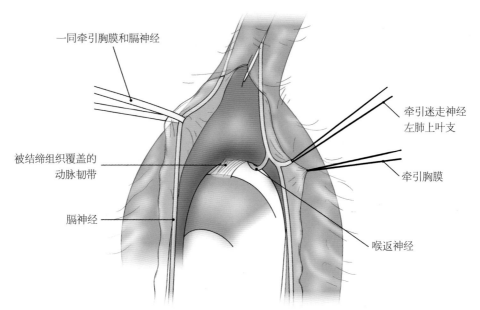

一同牵引胸膜和膈神经

牵引迷走神经
左肺上叶支

被结缔组织覆盖的
动脉韧带

牵引胸膜

膈神经

喉返神经

图Ⅳ-2-45　确认迷走神经与膈神经，切断并牵引迷走神经左肺上叶支

3 **从迷走神经的腹侧开始清扫，直至颅侧的顶端**

- 到达迷走神经腹侧的主动脉壁（可能变成单层），向腹侧剥离主动脉
  （图Ⅳ-2-46①）。剥离至主动脉壁的什么位置取决于颅侧的清扫顶
  点（图Ⅳ-2-46②）。

● 到达主动脉弓中央部颅侧端后，同位置有转移的病例要考虑暴露左头臂静脉的"以往的左上纵隔清扫（图Ⅳ-2-47）"。

● "以往的左上纵隔清扫"是指左头臂静脉壁位于待清扫部位的颅侧端，但是目前的解剖结构并没有形成特定的标志物。

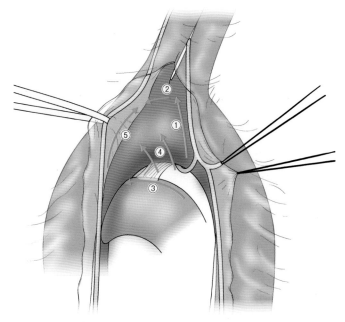

图Ⅳ-2-46 迷走神经腹侧的清扫

A

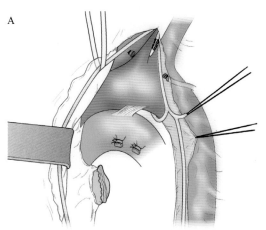

B

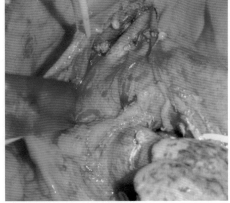

图Ⅳ-2-47 以往的左上纵隔清扫

4 **确认喉返神经后，将其从肺动脉干（血管鞘）和动脉韧带上剥离**

- 确认喉返神经腹侧的动脉韧带，沿着颅侧方向与肺动脉向腹侧进行剥离（图IV-2-46③④）。
- 此时，若No.5、No.6淋巴结中没有肿大的淋巴结，清扫时不用将肺动脉血管鞘的全层剥离并使其附着于清扫侧，而可以在提起No.5淋巴结的层次进行剥离。

5 **清扫纵隔神经腹侧**

- 从主动脉上剥离膈神经并向腹侧继续剥离，最后从其尾侧分离（图IV-2-46⑤）。多数情况下会切除一部分胸腺。

6 **缝合纵隔胸膜**

洗净胸腔后缝合打开的纵隔胸膜。如果切除残存肺叶时纵隔胸膜已被缝合，则认为即使残存肺粘连，保留纵隔胸膜也可以减少迷走神经损伤的风险。有不少全部切除残肺的病例在手术后都没有损伤地生活着，未发现缝合闭锁的胸膜和残肺发生粘连的病例。

"以往的左上纵隔清扫"（图IV-2-47）与现在的清扫的不同点

- 切开至左头臂静脉。
- 暴露左头臂静脉。
- 暴露左锁骨下动脉与左颈总动脉。
- 结扎半奇静脉流入部的根部。
- 与膈神经伴行的横膈静脉应与待清扫组织相连（只牵引胸膜与膈神经）。将横膈静脉连接到待清扫一侧，可以仅对从待清扫组织流入的小静脉进行端部结扎，而无须逐一处理（若使用电动器材，切断这些小静脉与脂肪组织就不成问题了）。

2.12 左主支气管外侧（No.10 外至 No.4L 淋巴结）的连续清扫

癌研有明医院呼吸系统外科　**中尾将之**

手术步骤

1 确认喉返神经，牵引迷走神经胸心支

2 从No.12u淋巴结断端开始剥离，分断其与No.12l淋巴结的界线

3 分断B6外侧的No.12l淋巴结

4 主支气管外侧的剥离（待清扫组织的"桥梁化"）

5 "桥梁化"的待清扫组织背侧的切离

6 "桥梁化"的待清扫组织腹侧的切离

7 将颅侧"桥梁化"

8 No.4L淋巴结背侧区域的清扫

9 No.4L淋巴结腹侧区域的清扫

手术方法

1 **确认喉返神经，牵引迷走神经胸心支**

● 确认从迷走神经分支出的喉返神经的走行。

● 迷走神经从主干的分支到腹侧的分支中，走行于主动脉弓最内侧缘的是喉返神经。在能迅速辨认的情况下，沿着喉返神经剥离并确认到达动脉韧带的背侧和颅侧。

● 向腹侧牵引游离于迷走神经主干周围的组织后，也有从背侧确认喉返神经的情况。

● 通常喉返神经的周围，有1～2支迷走神经的分支（即胸心支）。从尾侧依次处理后，可到达喉返神经。沿迷走神经分支继续向前1.5～2 cm处，确认其没有走向动脉韧带背侧和颅侧的部分后（大约朝向肺动脉并斜向尾侧走行）可以将其切断。

● 结扎牵引此胸心支的中段。

● 使喉返神经保持适度紧张，对之后No.4L淋巴结的清扫有利。

2 从 No.12u 淋巴结断端开始剥离，分断其与 No.12l 淋巴结的界线（图 Ⅳ-2-48）

- 清扫左肺上叶肺门时，夹持住分断的结扎线，从左上叶肺动脉背侧剥离。朝向B6尾侧的组织与No.12l淋巴结有连接，所以应用止血夹夹住后再分断。

手术技巧	此时为了获得肺动脉腹侧的视野，需要助手熟练地将肺动脉移到背侧，亦可用彭罗斯引流管牵引。

- 在肺动脉下方，从腹侧穿过结扎线，并从背侧拉出。

3 分断 B6 外侧的 No.12l 淋巴结（图Ⅳ-2-49）

- 在肺动脉背侧，需要将其与No.12l淋巴结分断。将迷走神经分支的左肺下叶支的高度作为No.10外淋巴结与No.12l淋巴结的边界，在迷走神经此处的颅侧分断待清扫组织。
- 在待清扫组织的腹侧与背侧暴露支气管壁，为了保留此间隙，游离待清扫组织。由于其中包含支气管动脉，故要对其进行结扎和切离。

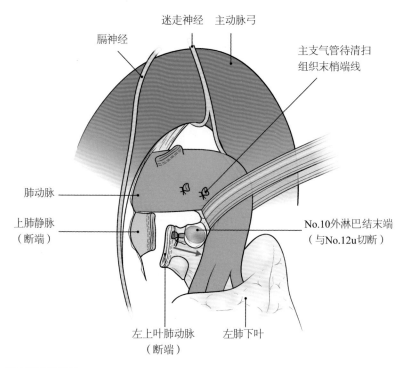

迷走神经　主动脉弓

膈神经

主支气管待清扫
组织末梢端线

肺动脉

上肺静脉
（断端）

No.10外淋巴结末端
（与No.12u切断）

左上叶肺动脉
（断端）

左肺下叶

图Ⅳ-2-48　No.12u 淋巴结待清扫断端的剥离

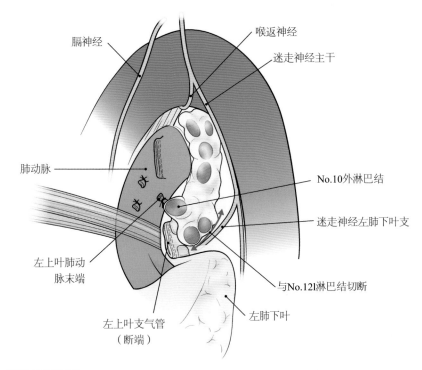

膈神经

喉返神经

迷走神经主干

肺动脉

No.10外淋巴结

迷走神经左肺下叶支

左上叶肺动脉末端

与No.12l淋巴结切断

左上叶支气管（断端）

左肺下叶

图IV-2-49　与B6外侧的 No.12l 淋巴结的分断

4 **主支气管外侧的剥离（待清扫组织的"桥梁化"）（图IV-2-50）**

- 牵引待清扫组织末端的线，在主支气管与待清扫组织之间插入圆头外科剪，向中段方向剥离。
- 此操作可使待清扫组织与主支气管连接的腹侧（肺动脉侧）与背侧（食管侧）分开（实现待清扫组织的"桥梁化"）。

5 **"桥梁化"的待清扫组织背侧的切离**

- 切离"桥梁化"的待清扫组织的背侧（食管侧）。由于背侧有支气管动脉，要适时结扎或用止血夹夹闭。
- 开始切除左肺上叶时，在可以切断支气管动脉的情况下，切除侧的断端应包含待清扫组织的切除侧。

6 **"桥梁化"的待清扫组织腹侧的切离（图IV-2-51）**

- 切离同水平的腹侧（肺动脉侧）。若待清扫组织可以完全从主支气管外侧被剥离下来，则连接处只有由支气管鞘与肺动脉血管鞘组合而成的膜状结构，因此可以快速将其切离。

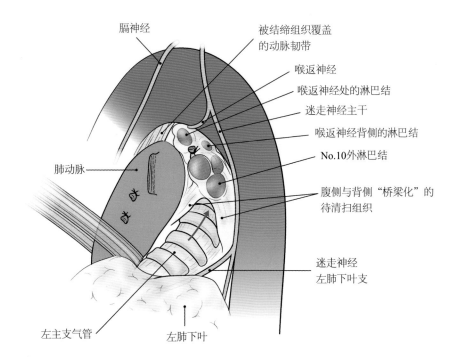

膈神经

被结缔组织覆盖
的动脉韧带

喉返神经

喉返神经处的淋巴结

迷走神经主干

喉返神经背侧的淋巴结

No.10外淋巴结

腹侧与背侧"桥梁化"的
待清扫组织

肺动脉

迷走神经
左肺下叶支

左主支气管

左肺下叶

图IV-2-50 主支气管外侧的剥离（待清扫组织的"桥梁化"）

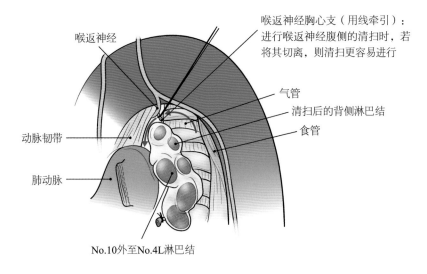

喉返神经胸心支（用线牵引）：
进行喉返神经腹侧的清扫时，若
将其切离，则清扫更容易进行

喉返神经

气管

清扫后的背侧淋巴结

动脉韧带

食管

肺动脉

No.10外至No.4L淋巴结

图IV-2-51 No.4L 淋巴结腹侧区域的清扫

7 将颅侧"桥梁化"

- 在颅侧进行同样的操作，直至喉返神经分叉部尾侧。

8 No.4L 淋巴结背侧区域的清扫

- 清扫No.4L淋巴结时要分别考虑到喉返神经背侧与腹侧。
- 沿主支气管背侧的剥离进行至喉返神经的颅侧（气管处），从背侧和颅侧向腹侧和尾侧剥离并取下待清扫组织。由于从背侧有细小的支气管动脉流入，应夹住止血夹后再切离。
- 在喉返神经的尾侧，将左肺动脉与支气管交界处作为终点，清扫No.4L的背侧。

9 No.4L 淋巴结腹侧区域的清扫

- 在喉返神经的腹侧、动脉韧带的内侧有淋巴结时，把这个区域看作No.4L淋巴结腹侧进行清扫。
- 对于这个区域的清扫，可剥离至喉返神经的最末端，结扎喉返神经的分支（胸心支）并牵引，使喉返神经末梢适度收缩，然后剥离淋巴结。
- 露出动脉韧带的外侧缘与内侧壁（称为动脉韧带的"天花板"）。这个"天花板"越靠近气管前方的右侧则越宽。看清待清扫的淋巴结，根据需要剥离出一定的区域。
- 剥离从喉返神经与动脉韧带游离出来的组织的前方与尾侧。

由于此组织在气管前方连接着No.4R淋巴结，在此分断后清扫就完成了。

2.13 左侧肺癌支气管分叉部的清扫

癌研有明医院呼吸系统外科　**中尾将之**

术前检查

- 癌研有明医院对于左侧肺癌分叉部清扫的处理，适用于左下叶肺癌及舌叶原位癌（GGO主体的早期病变除外）。
- 癌研有明医院的数据显示，左肺上叶支气管残端发生缺血性并发症的风险很高，对于舌叶肺癌病例，左肺上叶切除时的分叉部清扫应根据病例的情况选择前方入路。这种入路方法不需要剥离主支气管的背侧，其优点在于可以保持膜样部侧的血流。

手术步骤（后方入路）

1 食管前面的剥离

2 剥离迷走神经与右纵隔胸膜，辨识右主支气管

3 确定分叉部右侧的末端

4 心包的剥离

5 沿左主支气管进行剥离

6 分叉部顶端的处理

手术方法（后方入路）

1 食管前面的剥离

- 用李斯特钳夹持住左下肺静脉颅侧的心包边缘，由助手向腹侧牵引，分叉部的待清扫区域可全部明了。
- 暴露从下肺静脉颅侧至左主支气管范围内的食管壁。由于有从食管分支到待清扫组织的细小血管，故应沿食管壁用剥离钳将其一起结扎切离。

2 剥离迷走神经与右纵隔胸膜，辨识右主支气管（图Ⅳ-2-52）

- 将淋巴结钩靠在食管前壁并向背侧挤压。此时，注意淋巴结钩不要钩到下行的主动脉边缘。
- 沿食管壁进行剥离后，辨识右侧的迷走神经及右侧的纵隔胸膜（越过

胸膜可看到右肺）。将待清扫组织的背侧与胸膜剥离开。剥离进行到
一定程度时，用淋巴结钩钩住深处组织，避开右肺与背侧。

● 以分叉部顶端往上2 cm处作为尾侧的标志物，到达右主支气管。切开
右主支气管的支气管鞘，暴露支气管壁。

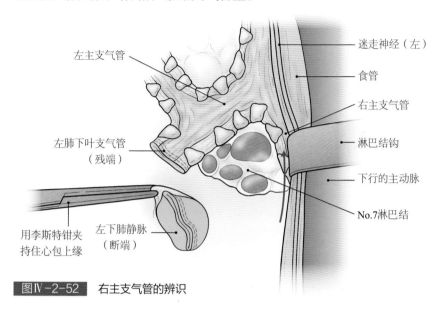

左主支气管

迷走神经（左）

食管

右主支气管

左肺下叶支气管
（残端）

淋巴结钩

下行的主动脉

用李斯特钳夹
持住心包上缘

左下肺静脉
（断端）

No.7淋巴结

图IV-2-52 右主支气管的辨识

3 **确定分叉部右侧的末端（图IV-2-53）**

● 沿右主支气管壁向内侧剥离其与待清扫组织的间隙，到达心包。

● 在左下肺静脉的上缘处暴露心包，剥离至待清扫组织右侧的末端。从
心包上剥离分叉部右侧最深处的淋巴结。

● 淋巴结的末端有许多支气管动脉，必须夹住之后将其切离。为了使右
主支气管内侧与心包之间的拐角暴露出来，向分叉部顶端方向剥离待
清扫组织。此时剥离要停止在顶端稍前处。

4 **心包的剥离**

● 从心包上剥离分叉部淋巴结的腹侧。通常用圆头外科剪进行清扫和剥
离。分叉部顶端方向的可及处都要剥离。

5 **沿左主支气管进行剥离（图IV-2-54）**

● 清扫肺门时确认No.12l淋巴结与分断后的支气管动脉的结扎线，将它
们看作分叉部清扫的左侧末端。从这里开始朝分叉部顶端进行左主支
气管的剥离。

● 左主支气管的剥离进行到一定程度时，助手用圆头外科剪打开左主支气管的分叉部，从而达到扩展分叉部顶端视野的目的。

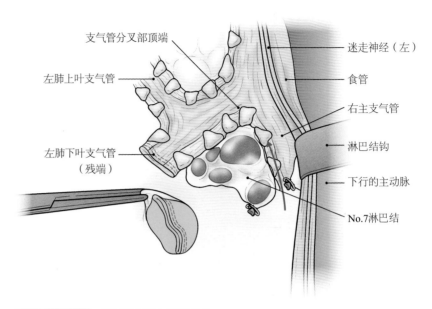

支气管分叉部顶端

左肺上叶支气管

左肺下叶支气管
（残端）

迷走神经（左）

食管

右主支气管

淋巴结钩

下行的主动脉

No.7淋巴结

图Ⅳ-2-53 分叉部右侧末端的确定

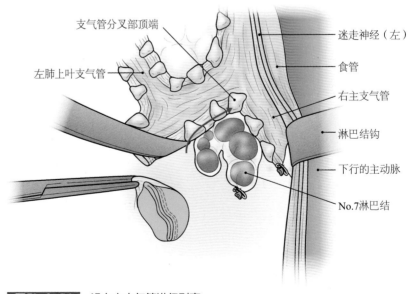

支气管分叉部顶端

左肺上叶支气管

迷走神经（左）

食管

右主支气管

淋巴结钩

下行的主动脉

No.7淋巴结

图Ⅳ-2-54 沿左主支气管进行剥离

6 分叉部顶端的处理（图IV-2-55）

- 告知助手将心包牵引的位置从左下肺静脉颅侧改为靠近颅侧的分叉部顶端，可使视野更大。
- 分叉部淋巴结顶端连接着分叉部的前面与颅侧。将分叉部的腹侧到分叉部淋巴结的顶端充分剥离后可看清淋巴结的上缘。

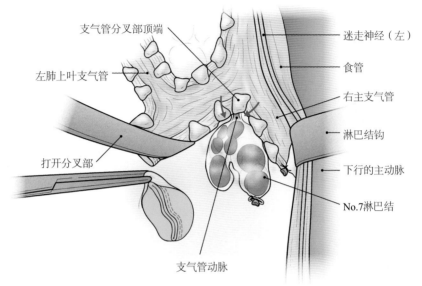

图IV-2-55 支气管分叉部顶端的处理

- 十分重要的是，清扫淋巴结时，从顶端到心包要完全剥离，必要时要追加步骤**4**中的剥离操作。
- 将分叉部淋巴结的顶端与心包和支气管分叉部等游离出来，最理想的情况是仅剩在气管前面下降的支气管动脉与之连接。在淋巴结上缘确保夹住支气管动脉后切除分叉部淋巴结。
- 有时淋巴结与分叉部颅侧之间呈串珠状连接。此时可在差不多的位置夹住淋巴结后再进行分断和切除。

手术步骤（前方入路）

1 沿心包进行剥离　　　　　　**3** 分叉部顶端的处理

2 食管和左主支气管的剥离　　**4** 右主支气管的剥离

手术方法（前方入路）

1 沿心包进行剥离（图Ⅳ-2-56）

- 助手用李斯特钳（1~2个）夹持住左上肺静脉断端后方的心包边缘，向前方牵引。
- 将肺动脉用彭罗斯引流管固定后向上方展开。
- 用医用棉签或者肌肉钩挤压左主支气管。
- 从上肺静脉断端的背面剥离分叉部淋巴结腹侧，使心包暴露。

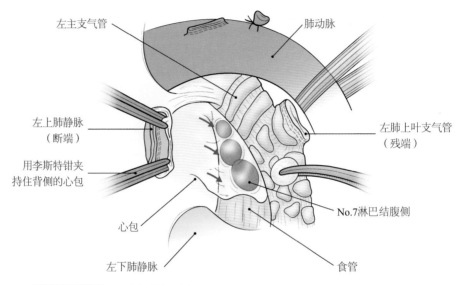

图Ⅳ-2-56　沿心包进行剥离

2 食管和左主支气管的剥离（图Ⅳ-2-57）

- 在左主支气管尾侧确认食管前壁，将分叉部淋巴结左侧的末端从食管壁处游离。
- 将分叉部淋巴结从左主支气管及右纵隔胸膜处向分叉部顶端进行剥离。

3 分叉部顶端的处理

- 由于能看到分叉部的前侧，因此很容易看清分叉部淋巴结的上缘。夹闭从颅侧向下走行的支气管动脉后剥离分叉部淋巴结。

4 右主支气管的剥离（图Ⅳ-2-58）

- 从分叉部顶端沿着右主支气管向末端剥离淋巴结，夹住末端后切除分叉部淋巴结。

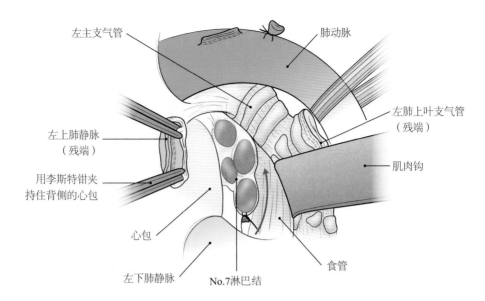

左主支气管

肺动脉

左上肺静脉
（残端）

用李斯特钳夹
持住背侧的心包

心包

左下肺静脉　No.7淋巴结

左肺上叶支气管
（残端）

肌肉钩

食管

图Ⅳ-2-57　食管和左主支气管的剥离

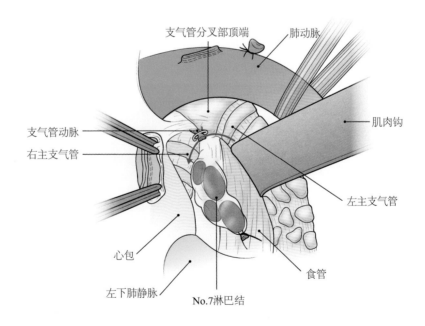

支气管分叉部顶端　肺动脉

支气管动脉
右主支气管

心包

左下肺静脉　No.7淋巴结

肌肉钩

左主支气管

食管

图Ⅳ-2-58　分叉部顶端的处理和右主支气管的剥离

2.14 左侧肺韧带的清扫

癌研有明医院呼吸系统外科　奥村　荣

两侧肺韧带清扫共同点

参见本书Ⅳ.2.10。

左肺韧带的清扫要点

● 伴行于食管左侧的迷走神经，穿过食管裂孔后，在下纵隔附近走行于食管前壁旁，注意不要误切。操作时只到达心包，没有下腔静脉，所以不必慌张。

● 在背侧确认心包后暴露左下肺静脉（图Ⅳ-2-59①），向尾侧从心包上剥离待清扫组织（图Ⅳ-2-59②）后到达腹侧的胸膜。展开腹侧视野，切开左下肺静脉尾侧的胸膜。从背侧的剥离，大多数情况除了最尾侧，几乎只有胸膜需要切离。将最尾侧的组织用钳子夹住后再切离（图Ⅳ-2-60）。

知识点	**左、右迷走神经穿过食管裂孔时** 　　原肠胚时期，前肠（上消化道）向右扭转90°。因此，胃屈曲90°时不是前后弯曲，而是从左向右弯曲。所以伴行于食管周围的迷走神经，沿着这种弯曲伴行于左侧的是前迷走神经干，右侧的是后迷走神经干。

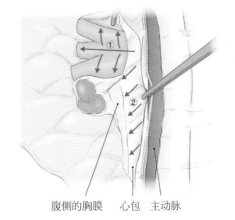

腹侧的胸膜　　心包　　主动脉

图Ⅳ-2-59　下肺静脉的暴露和剥离

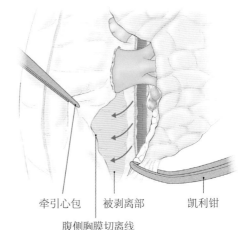

牵引心包　　被剥离部　　凯利钳

腹侧胸膜切离线

图Ⅳ-2-60　最尾侧组织的切离

Ⅳ. 淋巴结清扫
3. 胸腔镜外科手术（VATS）

3.1 右上纵隔淋巴结清扫

3.2 沿逆时针方向清扫右上叶肺门和叶间的淋巴结

3.3 右中叶肺癌中 No.11s 淋巴结的清扫

3.4 右下叶肺癌中 No.11s 淋巴结的清扫

3.5 No.11i 淋巴结的清扫

3.6 右侧肺癌支气管分叉部的清扫

3.7 肺韧带的清扫

3.8 左上纵隔（包括 No.5 和 No.6 淋巴结）的清扫

3.9 左主支气管外侧（No.10 外至 No.4L 淋巴结）的连续清扫

3.10 左下叶肺癌支气管分叉部的清扫

3.11 左侧肺癌支气管分叉部的清扫（前方入路）

3.1 右上纵隔淋巴结清扫

癌研有明医院呼吸系统外科　**文　敏景**

对于右上纵隔的清扫，其清扫边界简单且易于确定，可以在边界内进行整体（enbloc）清扫。其背侧为迷走神经，腹侧为心包，颅侧为头臂干上缘（经确认），尾侧为肺动脉。通过剥离这些边界结构，可将No.2R和No.4R淋巴结一起清扫。在这些边界中，最难剥离的是心包和肺动脉角（No.4R淋巴结的左角）。另外，在右上纵隔清扫时，需要注意从清扫组织中通向上腔静脉和奇静脉的细小静脉分支，以免在剥离过程中将其损伤。

手术步骤

1	向肺动脉血管鞘中枢侧的剥离	**4**	从心包开始，沿着头臂干进行剥离
2	沿着迷走神经进行剥离	**5**	No.4R淋巴结下端的剥离
3	沿着膈神经和奇静脉进行剥离	**6**	头臂干上缘的剥离

手术方法

1 向肺动脉血管鞘中枢侧的剥离

● 右肺上叶的切除完成后，向中枢侧尽可能地钝性剥离肺动脉血管鞘。然后，助手用医用棉签将肺动脉干推到尾侧。将No.4R淋巴结（包括动脉鞘）切除，这样做有助于No.4R淋巴结下端的清扫。

2 沿着迷走神经进行剥离

● 沿着迷走神经，将奇静脉至上腔静脉的胸膜切开。

● 在奇静脉的颅侧到气管之间，以奇静脉的颅侧为终点（如果能够确认奇静脉的头臂干则以头臂干为终点），使用手术装置分离，将迷走神经纵隔支切断。在颅侧将纵隔支夹闭后切断，但因为颅侧紧挨着头臂干，所以应特别小心，避免头臂干的热损伤（图Ⅳ-3-1）。

● 奇静脉颅侧有很细的静脉丛和支气管动脉伴行，因此应仔细剪切和分离。

● 助手在腹侧一边牵引，一边剥离气管前面至心包处的待清扫组织。

手术技巧	通常不用确认右侧喉返神经。剥离迷走神经的腹侧可以首先保护右侧喉返神经。

3 沿着膈神经和奇静脉进行剥离

● 同时抓住沿着膈神经处的纵隔胸膜和上腔静脉的血管鞘，从右上肺静脉上缘开始沿着颅侧切开，与步骤 **2** 中的离断边缘连接。

● 将奇静脉处的纵隔胸膜按"T"形切开，将奇静脉的颅侧和尾侧剥离。剥离颅侧时，往奇静脉的方向有较细的静脉丛，可使用合适的手术装置将其烧灼、切断。将奇静脉处的纵隔胸膜打开，将待清扫组织一并切除（图Ⅳ-3-2）。

● 在奇静脉分支的颅侧1~2 cm处握住上腔静脉的血管鞘，在背面进行钝性分离。尽可能在背面将上腔静脉切开至心包处（图Ⅳ-3-3）。这时，将上腔静脉方向较细的静脉分支用合适的器械进行分离。如有可能，应避免使用血管夹（因为后来使用吸引器时会拔出血管夹）。

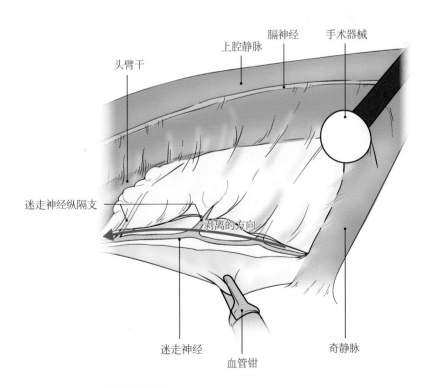

头臂干　上腔静脉　膈神经　手术器械

迷走神经纵隔支

剥离的方向

迷走神经

血管钳

奇静脉

图Ⅳ-3-1　迷走神经纵隔支的分离

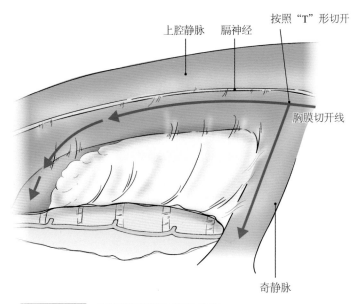

上腔静脉　膈神经　按照"T"形切开

胸膜切开线

奇静脉

图Ⅳ-3-2　奇静脉颅侧和尾侧的分离

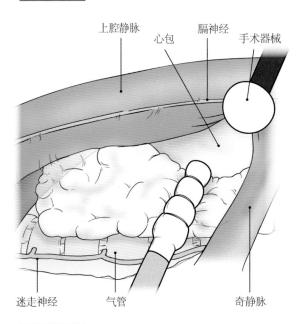

上腔静脉

心包　膈神经　手术器械

迷走神经　气管　奇静脉

图Ⅳ-3-3　上腔静脉背面的剥离

4　从心包开始，沿着头臂干进行剥离

- 助手牵引上腔静脉的腹侧，术者使用医用棉签在步骤 **3** 形成的心包面
  处，将待清扫组织往背侧牵引。
- 沿着颅侧进行上腔静脉血管鞘的分离。切开静脉血管鞘和胸膜，可使

头臂干的起始部显露出来。这个区域的剥离要点是助手使用医用棉签与术者左手做牵引−反牵引动作（图Ⅳ-3-4）。

- 助手将奇静脉根部的颅侧往尾侧牵引，从心包一直剥离到奇静脉内侧为止（后期从奇静脉尾侧观察心包面会更容易）。

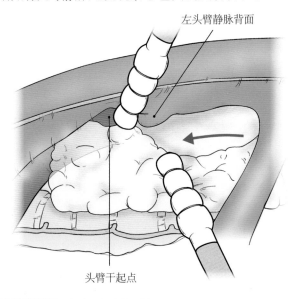

左头臂静脉背面

头臂干起点

图Ⅳ-3-4　头臂干起点的剥离

5 No.4R 淋巴结下端的剥离

- 助手使用医用棉签将上腔静脉往前牵引，将肺动脉干往尾侧牵引，以奇静脉根部的尾侧为起点剥离心包。为了能确认心包，助手应将奇静脉向颅侧牵引，术者将待清扫组织往背侧牵引。展开视野后，将颅侧的心包外层剥离至肺动脉血管鞘为止（图Ⅳ-3-5）。

- 在奇静脉背侧末端剥离No.4R淋巴结，这个部位有很多支气管动脉，可事先用血管夹夹好。

- 清扫肺门淋巴结（No.12u）时，以夹住支气管动脉中央部的血管夹为标志，一边合并切除一部分肺动脉血管鞘，一边向心包方向进一步剥离（图Ⅳ-3-6）。

- 夹住清扫的边界后将其切断，以被剥离的肺动脉血管鞘、被清扫组织和附着物作为标记。重复同样的操作2~3次。

手术要点	此时气管/支气管心包韧带被切开的情况较多，清扫后，从前方能看到No.7淋巴结（图Ⅳ-3-7）。

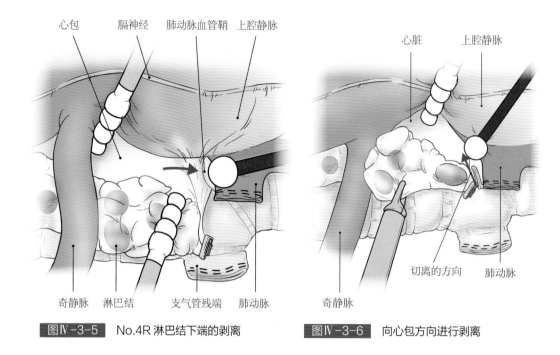

心包　膈神经　肺动脉血管鞘　上腔静脉

心脏　上腔静脉

奇静脉　淋巴结　支气管残端　肺动脉

奇静脉

切离的方向　肺动脉

图Ⅳ-3-5　No.4R 淋巴结下端的剥离

图Ⅳ-3-6　向心包方向进行剥离

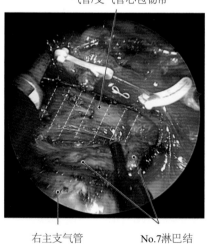

气管/支气管心包韧带

右主支气管　　　No.7淋巴结

· 将气管/支气管心包韧带往腹侧牵拉（包括清扫肺门时的夹子）
· 暴露分叉部淋巴结的腹侧

图Ⅳ-3-7　气管 / 支气管心包韧带的牵拉和 No.7 淋巴结

- 然后助手将奇静脉根部牵引至腹侧尾端，用医用棉签将上腔静脉牵引至腹侧。可从奇静脉头部确认No.4R淋巴结尾侧。可以有意识地将与No.4L淋巴结相连的乳糜池在其与No.4L淋巴结的边界夹闭之后切除（图Ⅳ-3-8）。

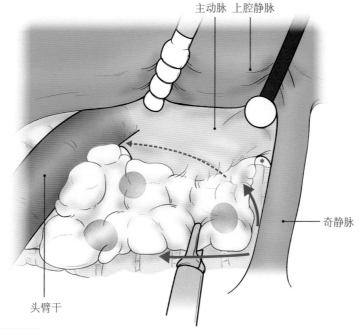

图Ⅳ-3-8　No.4R 与 No.4L 淋巴结边界部的切离

＊：No.4L淋巴结的边界

手术的注意事项	对于主动脉受影响范围大的病例，注意不要往里面进入得太深（避免左侧喉返神经受损）。

6 头臂干上缘的剥离

- 剥离No.4L淋巴结和切离边界后，将心包和气管之间的部分往颅侧剥离。此处有贯穿心包的迷走神经的分支（在迷走神经主干水平切断也是可以的）。
- 检查头臂干的中枢侧和末端侧，用电刀切断腹侧脂肪组织。此时，胸腺多外露。将血管小心夹闭后切断。
- 最后，将头臂干和气管之间用血管夹夹闭后切断，完成右上纵隔清扫（图Ⅳ-3-9）。

手术要点	其他纵隔的淋巴结清扫也一样。在胸腔镜外科手术中，将待清扫组织的边界用血管夹夹闭、然后用弯组织剪或电刀切断。这样做的好处有以下3点。 ①术后积液少。 ②容易配合剥离方向（直线型设备有剥离方向的限制）。 ③可进行更靠近保留组织一侧的剥离（为了减少设备导致的热损伤，使清扫线变得更宽）。

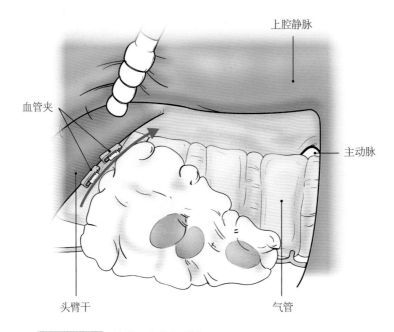

上腔静脉

血管夹

主动脉

头臂干

气管

图Ⅳ-3-9　头臂干上缘的剥离

3.2 沿逆时针方向清扫右上叶肺门和叶间的淋巴结

癌研有明医院呼吸系统外科 **松浦阳介**

即使在胸腔镜下进行这种清扫，也可以识别支气管动脉、血管鞘和支气管鞘。

手术步骤

1 支气管升支背侧的准备与剥离

2 中间支气管至支气管升支尾侧的剥离

3 支气管升支腹侧至颅侧的剥离

4 确认支气管升支背侧

5 右肺上叶支气管的切断

手术方法

1 支气管升支背侧的准备与剥离

● 助手向前牵引右肺上叶和右肺下叶S6，然后开始肺门后方的操作。详细内容请参见本书Ⅳ.3.1。

● 这时候，结扎沿着支气管升支背侧和中间支气管走行的支气管动脉。握住末端侧的结扎线，从支气管升支背侧开始剥离。这里极少有淋巴结，通过这个操作应尽可能地进行支气管升支背侧的剥离。

● 对于沿着中间支气管走行的支气管动脉也是如此，一边握住末端的结扎线一边从中间支气管剥离。该操作可为之后No.11淋巴结尾侧的结扎以及包括待清扫组织的支气管动脉的结扎做准备。

> **手术要点**　　对于支气管升支背侧中枢侧内存在淋巴结的情况（癌研有明医院称之为No.10内淋巴结），有必要判断是否要清扫到这个淋巴结为止。清扫时可在该淋巴结背侧（中枢侧）结扎支气管动脉。

2 中间支气管至支气管升支尾侧的剥离

● 完成右肺上下叶叶间的分离和肺动脉、肺静脉的离断后，应在了解位于中间支气管的No.11s淋巴结至支气管升支腹侧No.12淋巴结的全貌之后开始清扫。

● 确认待清扫的No.11s和No.12u淋巴结的腹侧是否被肺动脉血管鞘覆盖。

259

- 确认将事先准备好的沿中间支气管走行的支气管动脉从背侧已剥离到什么程度。

- 当No.11s淋巴结尾侧的被结扎组织较厚时，要一边注意S6的损伤程度一边用电刀切离，直到没有淋巴结和支气管动脉的水平。

- 轻轻向助手侧挤压右肺上叶至颅侧，将肺动脉挤压至腹侧，并在No.11s淋巴结的尾侧附近暴露中间支气管的管壁（将肺动脉血管鞘和支气管鞘切开至支气管壁）（图Ⅳ-3-10）。

- 抓住穿过血管鞘、支气管鞘和中间支气管的支气管动脉，将其在A6根部附近结扎并切断。一边握住中枢侧的结扎线一边进行剥离（就像将支气管动脉从中间支气管开始剥离一样），用剪刀将No.11s淋巴结剥离至支气管升支抬起处为止。如果发现小血管，请适当使用电刀处理（图Ⅳ-3-11）。这时，将视野稍微向背侧移动，沿着中间支气管的支气管动脉从支气管升支背侧进行完全剥离，从而完成支气管升支背侧的剥离。

手术要点	● 在确定No.11s和No.12淋巴结之间狭窄处的基础上，确定No.11s淋巴结的尾侧。如果看不到其尾侧，可通过剥离A6至末端来确认尾侧。 ● 使用结扎线则不需要直接握住淋巴结，因此可以在不损坏淋巴结被膜的情况下进行清扫。

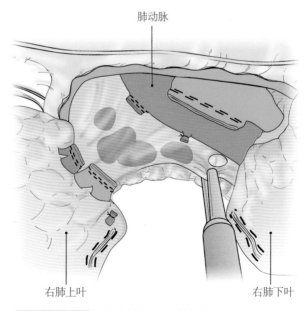

肺动脉

右肺上叶   右肺下叶

图Ⅳ-3-10　暴露中间支气管的管壁

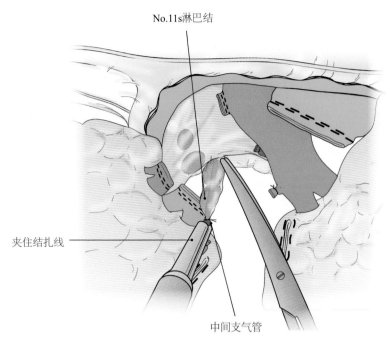

No.11s淋巴结

夹住结扎线

中间支气管

图Ⅳ-3-11 将待清扫组织结扎、切离

3 支气管升支腹侧至颅侧的剥离

- 一边留意支气管升支腹侧No.12u淋巴结的大小，一边进行右肺上叶肺门腹侧的清扫。

- 助手将右肺上叶扩展到背侧和外侧，将肺动脉轻轻移动到腹侧。

- 握住肺动脉血管鞘和支气管鞘，保持在中间支气管露出层的同时，用组织剪将右肺上叶肺门腹侧的待清扫组织从支气管上剥离。在中枢侧用夹子夹闭后再进行切除。这个操作进行约2次。应夹住膜样结构进行牵引，而不是握住淋巴结（图Ⅳ-3-12）。

- 在支气管升支颅侧附近预先切开支气管鞘，进行剥离。这样可防止进行No.12u淋巴结腹侧逆时针旋转时，剥离方向错误地朝向支气管分叉部。从尾侧剥离层开始，针头朝该层并穿过，结扎末端，将中枢侧用血管夹（结扎也可以）固定。中枢侧的血管夹是上纵隔待清扫组织尾侧（背侧端）的标识（图Ⅳ-3-12）。

- 牵引末端线，将淋巴结和结缔组织剥离到能够进行切离的支气管（图Ⅳ-3-13）。

- 由于被剥离组织中含有细小的血管，所以要注意适当分开电刀和剪刀，避免术野出血（图Ⅳ-3-14）。

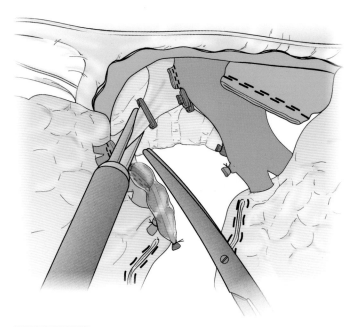

图Ⅳ-3-12 右肺上叶肺门腹侧的清扫

中枢侧的血管夹是上纵隔待清扫组织
尾侧端（背侧端）的标识

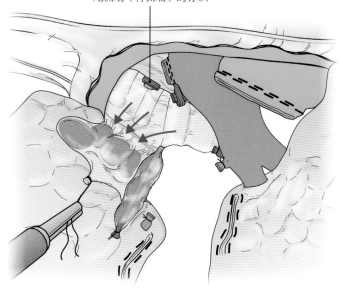

图Ⅳ-3-13 支气管鞘的剥离

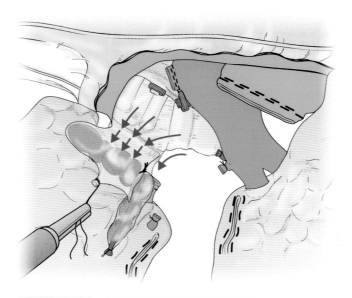

图Ⅳ-3-14　右肺上叶支气管前面的剥离完成

4 确认支气管升支背侧

- 最后确认支气管升支背侧是否剥离充分。这样，No.11～No.12u淋巴结的一系列沿逆时针方向的清扫就结束了。

5 右肺上叶支气管的切断

- 确认已完成不损伤淋巴结的最小限度的剥离。将右肺上叶支气管用2-0缝线缠绕，使用自动吻合器向Sweet法的方向切断支气管。

术后检查

- 是否已经充分剥离到了淋巴结的末端？
- 是否损伤了待清扫淋巴结的被膜？

3.3 右中叶肺癌中 No.11s 淋巴结的清扫

癌研有明医院呼吸系统外科　**文　敏景**

右中叶肺癌中到达上纵隔的淋巴回路有2条，一条是通过分叉部的路径，另一条是经过No.11s和No.12u淋巴结的路径。一方面，日本肺癌学会出版的《肺癌处理规约（第8版）》中No.12u淋巴结不包含在1群，不属于清扫范围。另一方面，癌研有明医院也没有常规对No.12u淋巴结进行清扫，故本节就右中叶肺癌的No.11s淋巴结清扫术的实际情况进行说明。

手术步骤

1 从叶间开始剥离肺动脉血管鞘

2 切开背侧胸膜

3 No.11s淋巴结尾侧的处理

4 向No.12u淋巴结方向进行剥离

5 切断No.11s和No.12u淋巴结的连接

手术方法

1 从叶间开始剥离肺动脉血管鞘

● 在右肺中叶切除术的结束阶段，夹住肺动脉血管鞘，充分剥离从A2b到A6间的血管，此时可以通过血管鞘确认No.11s淋巴结（图Ⅳ-3-15）。

2 切开背侧胸膜

● 助手将S6和S2向前方牵引，展开视野后，在右肺下叶支气管颅侧至奇静脉旁将胸膜切开。这个过程中应注意，如果进入得太深会损伤支气管动脉。

3 No.11s 淋巴结尾侧的处理

● 在同样展开视野的条件下，剥离肺实质和淋巴结的边界，到肺动脉血管鞘为止。

● 沿着A2b方向持续切开肺动脉血管鞘，钝性剥离肺动脉壁。

● 确认背侧支气管动脉末端，与肺动脉血管鞘一起结扎、离断，同时用手把持住中枢侧（图Ⅳ-3-16）。

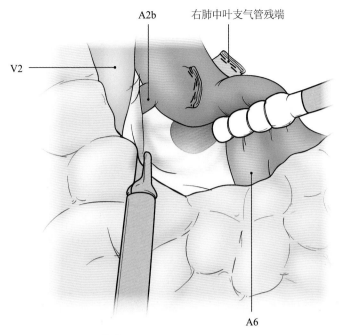

V2
A2b
右肺中叶支气管残端
A6

图IV-3-15　肺动脉血管鞘的剥离

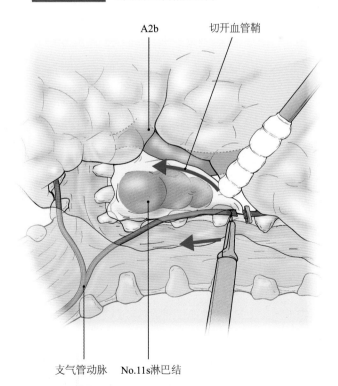

A2b
切开血管鞘
支气管动脉
No.11s淋巴结

图IV-3-16　No.11s 淋巴结尾侧的处理

4 向 No.12u 淋巴结方向进行剥离

- 一边握住结扎线,一边将No.11s淋巴结和中间支气管用组织剪剥离(可以利用结扎线,不用直接握住淋巴结)。
- 将前方肺动脉血管鞘切开至A2b和右肺上叶支气管分叉部。
- 背侧有此前结扎并离断的支气管动脉残端,在与No.11s淋巴结接近的水平进行结扎切离(在No.11s淋巴结清扫处理的位置进行末端处理)(图Ⅳ-3-17)。
- 一边握住结扎线,一边在右肺上叶支气管尾侧剥离No.11s淋巴结。

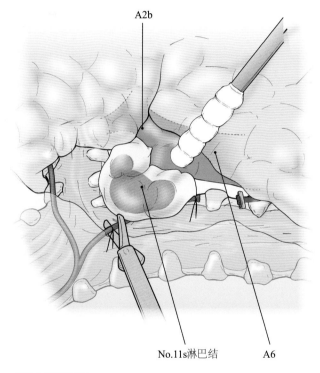

A2b

No.11s淋巴结   A6

图Ⅳ-3-17   向 No.12u 淋巴结方向进行剥离

5 切断 No.11s 和 No.12u 淋巴结的连接

- No.11s淋巴结与No.12u连接的情况较多,此时可用电刀进行切断。如果有缝隙则从缝隙处剥离,然后进行No.11s淋巴结的清扫(图Ⅳ-3-18)。

手术要点	对于右中叶肺癌的No.11s淋巴结清扫术,即使不进行右肺上下叶叶间的分离,也可以仅靠背侧视野,从叶间开始充分剥离血管鞘。

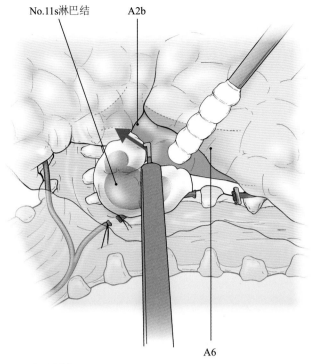

No.11s淋巴结　　A2b

A6

图Ⅳ-3-18　No.11s 淋巴结的清扫

3.4 右下叶肺癌中 No.11s 淋巴结的清扫

癌研有明医院呼吸系统外科　松浦阳介

术前检查

参见本书Ⅳ.2.6。

手术步骤

1 分离右肺上下叶叶间、切断肺动脉后开始清扫

2 确认No.11s淋巴结尾侧

3 不附着在右肺下叶的淋巴结和附着在右肺下叶的淋巴结的清扫

4 术中快速病理诊断

手术方法

手术要点	和开胸术不同，使用胸腔镜切除右肺上叶而进行No.11s淋巴结的清扫时，需了解胸腔镜手术特有的潜在风险。 　　基本的思路和大致步骤与开胸术相同（参见本书Ⅳ.2.6）。一方面，要理解VATS特有的术野扩展方法，必须根据不同的情况做出合适的判断。 　　注意支气管残端的缺血，要考虑支气管动脉的处理程度。

1 分离右肺上下叶叶间、切断肺动脉后开始清扫

● 将右肺上下叶叶间切开，切断右肺动脉下叶支，然后开始清扫。

2 确认 No.11s 淋巴结尾侧（图Ⅳ-3-19）

● 与开胸术不同，应将No.11s淋巴结尾侧和No.12淋巴结分开，再沿着中间支气管向颅侧剥离就比较容易。这里主要指步骤**3**。

● 首先确认No.11s淋巴结、No.12l淋巴结颅侧和No.12u淋巴结尾侧的位置关系。空隙（淋巴结和淋巴结之间的空间）的情况决定了是否将待清扫组织附着在右肺下叶肺门处。

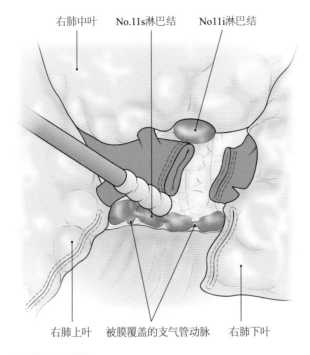

右肺中叶　　No.11s淋巴结　　No11i淋巴结

右肺上叶　被膜覆盖的支气管动脉　右肺下叶

图Ⅳ-3-19　No.11s 淋巴结尾侧的确认

3 **不附着在右肺下叶的淋巴结和附着在右肺下叶的淋巴结的清扫**

- No.11s淋巴结和No.12u淋巴结尾侧之间没有空隙时，与右肺上叶切除术的淋巴结清扫一样，在No.11s淋巴结尾侧将支气管动脉结扎（图Ⅳ-3-20），一边牵引结扎线一边持续向支气管升支侧剥离（图Ⅳ-3-21）。

- 然后将视野移到背侧，因为刚结扎的支气管动脉的中枢端从背侧流入，所以需要处理背侧（进行结扎或使用血管夹夹闭）。

- 将No.12淋巴结尾侧同中间支气管、支气管升支尾侧壁和A2血管鞘剥离后，用电刀切断No.12u淋巴结。

- No.11s和No.12u淋巴结之间有空隙时，则在A2b尾侧到达No.11s淋巴结颅侧，然后将其结扎或使用血管夹夹闭后切断。

- 直接暴露中间支气管壁，此处与支气管动脉的距离很近，一边切断牵拉的结扎线末端，一边向中间支气管末端方向持续剥离。

- 考虑切除右肺下叶支气管时，只要能够确认B6分叉部，可将其向末梢数毫米处进行剥离。

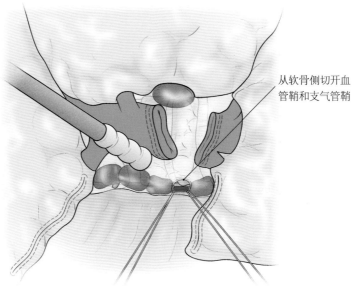

从软骨侧切开血
管鞘和支气管鞘

图Ⅳ-3-20　支气管动脉的处理

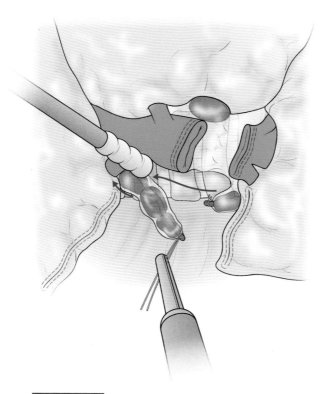

图Ⅳ-3-21　No.11s 淋巴结的剥离

4 术中快速病理诊断

- 对于右下叶肺癌，应对No.12u淋巴结侧的No.11s淋巴结进行术中快速病理诊断，并判断是否可以省略右上纵隔清扫术（此外，还应取No.11i和No.7淋巴结的顶端和右下角共4处进行快速病理诊断）。

术后检查

- 清扫范围的确认：No.11s淋巴结清扫后，支气管升支和中间支气管的分叉部必须被完全剥离和暴露。
- 止血情况的确认：应结扎后切断较粗的支气管动脉，以防止术后出血。

参考文献

[1] Satoh Y. et al: Postoperative ischemic change in bronchial stumps after primary lung cancer resection. Eur J Cardiothorac Surg 2006; 30: 172-6.

[2] Uehara H. et al: Prognostic value and significance of subcarinal and superior mediastinal lymph node metastasis in lower lobe tumours. Eur J Cardiothorac Surg 2010; 38: 498-502.

3.5 No.11i 淋巴结的清扫

癌研有明医院呼吸系统外科　一漱淳二

No.11s淋巴结位于右肺动脉中叶支和右肺动脉下叶支的分叉部，大多数情况更靠近右肺中叶。它与No.12l淋巴结间有空隙，而与No.12m淋巴结相连的情况较多。

因此，在进行右肺中叶切除术时，对附着在右肺中叶上的淋巴结进行清扫即可。但在进行右肺下叶切除术时，应将其与No.12l淋巴结切离，仅针对No.11i淋巴结进行单独清扫会更容易。但是在No.12l淋巴结和No.11i淋巴结连接的情况下不要将二者切离，而应沿着右肺下叶侧进行清扫。

切除右肺中叶时

- 分离叶间，切开血管，然后进行清扫。
- 助手将右肺中叶向腹侧牵引，将肺动脉从支气管上充分剥离。
- 左手压住肺动脉，一边在No.11i淋巴结靠近中间支气管处切开支气管鞘至支气管壁，一边用电刀向颅侧剥离（**图Ⅳ-3-22**）。为了将右肺动脉中叶支的颅侧最后剥离，可将它置于眼前。如果有从背侧到右肺中叶走行的支气管动脉，则可将其切断。
- 将右肺中叶向颅侧展开，从B8向腹侧剥离支气管壁，将No.11i和No.12l淋巴结间的空隙结扎并切断。夹住结扎线，将No.11i淋巴结往颅侧牵引，将右肺动脉中叶支向上剥离（**图Ⅳ-3-23**）。
- 将右肺中叶向颅侧背面展开，为了将右肺中叶心包侧的待清扫组织和分叉部连在一起，可将中枢侧和末端侧一起结扎分离。夹住末端的结扎线，用剪刀将右肺动脉中叶支向上剥开。
- 最后，将右肺动脉中叶支向尾侧展开，以使逆时针方向进行的剥离延续到最初的剥离层。如果有支气管动脉，则结扎切断。用组织剪将右肺动脉中叶支颅侧剥离，右肺中叶清扫结束。
- 接着进行分叉部的清扫。在切断右肺中叶支气管前，在缠绕、牵引的状态下，夹住心包侧的结扎线，向分叉部方向剥离，为进一步的清扫做准备。

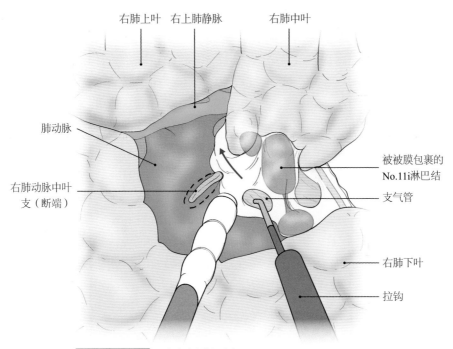

右肺上叶　右上肺静脉　　右肺中叶

肺动脉

右肺动脉中叶
支（断端）

被被膜包裹的
No.11i淋巴结

支气管

右肺下叶

拉钩

图Ⅳ-3-22　肺动脉侧的剥离

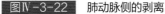

No.11i淋巴结　　　支气管动脉的结扎线

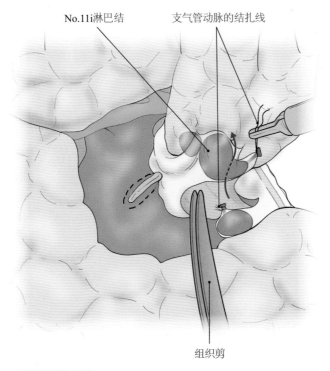

组织剪

图Ⅳ-3-23　No.11i 淋巴结的清扫

切除右肺下叶时

- 分离叶间和血管切断全部结束后，进行清扫。

- 在B6附近到达支气管壁，并进行No.11s淋巴结的清扫。沿顺时针方向进行右肺下叶支气管周围的清扫，到B8为止。

- 助手将右肺中叶向腹侧展开，将右肺下叶向背侧展开。

- 从B8开始向腹侧剥离支气管壁，将No.11i淋巴结和No.12l淋巴结间的空隙结扎并离断（此时如果只进行结扎不进行离断，No.11i淋巴结就会随着右肺下叶被清扫）。夹住结扎线，将No.11i淋巴结向颅侧牵引，将其从右肺动脉中叶支上悬空剥离（**图Ⅳ-3-24①**）。

- 在No.11i淋巴结的周围沿逆时针方向，从右肺中叶支气管开始（**图Ⅳ-3-24①**），用电刀按顺序剥离右肺中叶肺实质、肺动脉血管鞘。此时用血管钳直接夹住淋巴结会导致其损伤，所以要牵引结扎线，或者小心地夹住淋巴结周围组织进行展开。

- 将No.11i～No.12m淋巴结的连续组织留到最后，用电刀将其分断，然后切除No.11i淋巴结（**图Ⅳ-3-24②**）。

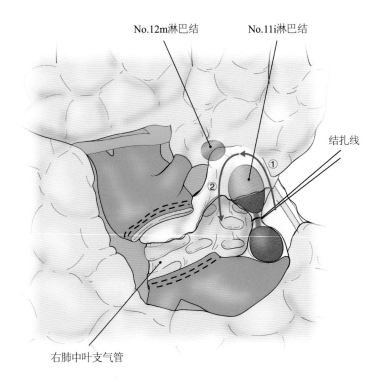

图Ⅳ-3-24 No.11i 和 No.12l 淋巴结的离断

3.6 右侧肺癌支气管分叉部的清扫

癌研有明医院呼吸系统外科　**中尾将之**

手术步骤

1 切开腹侧胸膜，剥离静脉间

2 切开背侧纵隔胸膜，结扎迷走神经

3 剥离食管前方，识别左主支气管

4 剥离支气管分叉部的背侧

5 支气管分叉部左侧末端的确认

6 从心包开始剥离，确定支气管分叉部右侧的末端

7 沿右主支气管进行剥离

8 追加心包的剥离

9 支气管分叉部顶端的处理

手术方法

1 切开腹侧胸膜，剥离静脉间

● 请参照胸腔镜下右肺下叶切除术步骤 **1**（参见本书Ⅲ.2.3）。

2 切开背侧纵隔胸膜，结扎迷走神经（图Ⅳ-3-25）

● 将肺向腹侧展开，并沿着肺边缘的附着线在胸膜上切开一个切口。

● 颅侧是奇静脉弓下缘，尾侧切到右下肺静脉上缘的高度（切除右肺下叶时，和已经剥离的右下肺静脉上端的剥离层相连）。

● 用左手牵引切开的背侧胸膜进行剥离，识别并剥离迷走神经。用线结扎迷走神经，牵引到体外（从术者左手侧的肋间隙颅侧开始）。

3 剥离食管前方，识别左主支气管（图Ⅳ-3-26①）

● 剥离待清扫组织的背侧以暴露食管前方。不应在食管肌层完全露出的层进行剥离，而应在食管一侧结缔组织残留较薄的一层进行剥离。

● 可以看到部分食管壁时，用左手将食管壁向背侧挤压并继续剥离。将从食管向待清扫组织走行的较细的血管及时用血管夹或其他工具止血。

● 向颅侧的剥离保留在恰好能看到支气管分叉部的程度，不必剥离至左主支气管。

- 将肌钩钩在右肺动脉下叶支，将分叉部展开。
- 沿着食管前壁进行剥离，将离支气管分叉部顶端2 cm的位置作为尾侧的标志，到达左主支气管。切开左主支气管的支气管鞘，露出支气管壁。

4 剥离支气管分叉部的背侧（图Ⅳ-3-26②）

- 沿着左主支气管内侧的软骨壁向气管分叉顶端前进，由此向右主支气管切开支气管鞘。朝向分叉部顶端，从背侧支气管分叉部顶端进入较粗的支气管动脉，将其夹闭处切开。

5 支气管分叉部左侧末端的确认（图Ⅳ-3-27）

- 沿着左主支气管壁，向前剥离待清扫组织，到达心包（图Ⅳ-3-27①）。在右下肺静脉上缘附近露出心包，剥离到待清扫组织左侧末端。这里有支气管动脉进入，要将其切断。
- 径直将待清扫组织向顶端方向剥离，以使左主支气管内侧和心包间的夹角显露（图Ⅳ-3-27②）。

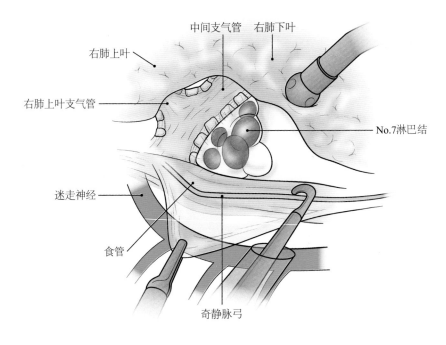

图Ⅳ-3-25　切开背侧纵隔胸膜，结扎迷走神经

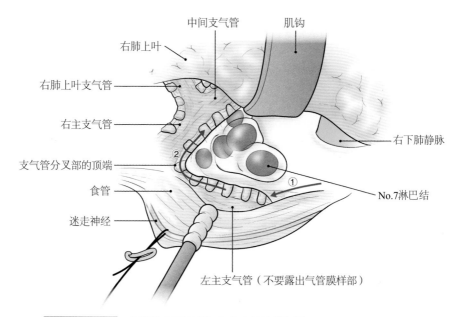

中间支气管　肌钩

右肺上叶

右肺上叶支气管

右主支气管

右下肺静脉

支气管分叉部的顶端

②

①

No.7淋巴结

食管

迷走神经

左主支气管（不要露出气管膜样部）

图Ⅳ-3-26 食管前方的剥离和左主支气管的识别

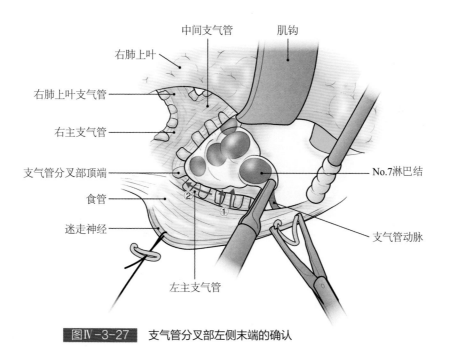

中间支气管　肌钩

右肺上叶

右肺上叶支气管

右主支气管

支气管分叉部顶端

No.7淋巴结

②

①

食管

迷走神经

支气管动脉

左主支气管

图Ⅳ-3-27 支气管分叉部左侧末端的确认

6 从心包开始剥离，确定支气管分叉部右侧的末端（图Ⅳ-3-28）

● 右下肺静脉上缘的末端，和步骤**1**中剥离的心包相连。可以将静脉间剥离的组织拉向分叉部（图Ⅳ-3-28①）。剥离左主支气管附近露出的心包连接处（图Ⅳ-3-28②）。

● 在右肺下叶支气管和肺的交点附近结扎支气管动脉，在支气管分叉部右侧末端将其与No.12l淋巴结剥离开。

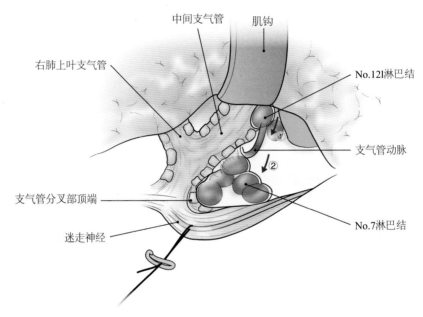

中间支气管　肌钩

右肺上叶支气管

No.12l淋巴结

支气管动脉

支气管分叉部顶端

No.7淋巴结

迷走神经

图Ⅳ-3-28　从心包开始剥离，确定支气管分叉部右侧的末端

7 沿右主支气管进行剥离（图Ⅳ-3-29）

● 牵引中间支气管的结扎线，从中间支气管开始剥离支气管动脉和待清扫组织。为了不残留中间支气管前面的淋巴结，预先将心包侧充分剥离至中间支气管，确认淋巴结的位置（图Ⅳ-3-29①）

● 将待清扫组织从右主支气管向分叉部顶端剥离。由于分叉部顶端有从腹侧向下走行的支气管动脉，所以此时要保留在顶端稍前方的剥离处（图Ⅳ-3-29②）。

8 追加心包的剥离（图Ⅳ-3-30）

● 从心包开始继续向颅侧剥离，剥离到超过支气管分叉部顶端的高度。将从尾侧剥离出来的待清扫组织向颅侧翻转并展开，然后继续剥离。

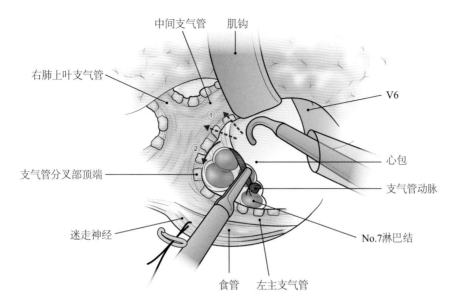

中间支气管　　肌钩

右肺上叶支气管

V6

心包

支气管分叉部顶端

支气管动脉

迷走神经

No.7淋巴结

食管　　左主支气管

图Ⅳ-3-29　从中间支气管开始沿右主支气管进行剥离

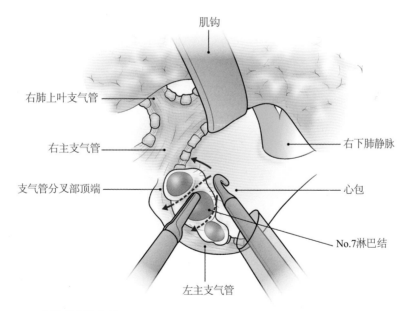

肌钩

右肺上叶支气管

右下肺静脉

右主支气管

支气管分叉部顶端

心包

No.7淋巴结

左主支气管

图Ⅳ-3-30　追加心包的剥离

9 支气管分叉部顶端的处理（图Ⅳ-3-31）

● 从支气管分叉部顶端开始，剥离待清扫组织顶部和腹侧以下的支气管动脉。将别针送入分叉部顶端腹侧，在淋巴结颅侧切断从腹侧下行的支气管动脉，切除淋巴结。

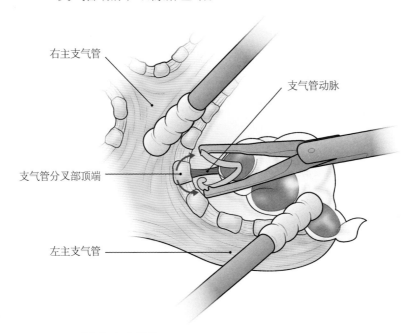

右主支气管

支气管动脉

支气管分叉部顶端

左主支气管

图Ⅳ-3-31　支气管分叉部顶端的处理

3.7 肺韧带的清扫

癌研有明医院呼吸系统外科 一瀬淳二

即使想在肺韧带和下肺静脉切除后再进行No.8和No.9淋巴结的清扫，也很难保持在正确的层面并一次性清扫。通过对食管、心包和下腔静脉露出层进行剥离，可以将No.8和No.9淋巴结全部附着于肺下叶上并一次性清扫。

右侧肺韧带的清扫

● 助手将肺向腹侧展开。使用吸引器和医用棉签，对从下肺静脉至横膈上方的整个肺韧带背侧施加压力（**图Ⅳ-3-32**）。

● 用电刀沿着迷走神经稍腹侧向尾端切开纵隔胸膜。

● 向尾侧剥离食管和心包（**图Ⅳ-3-33**）。由于食管壁上有丰富的血管，所以可适当用电刀切离，出血时应仔细止血。

● 需要注意的是，食管和心包间不要剥离得太深。作为标记，最好在右下肺静脉的尾侧确认腹侧的胸膜。

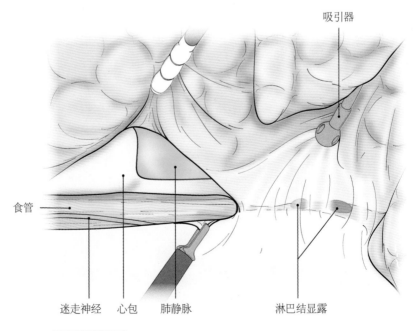

吸引器

食管

迷走神经 心包 肺静脉 淋巴结显露

图Ⅳ-3-32 背侧胸膜的切开

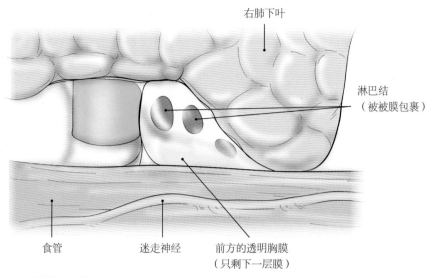

右肺下叶

淋巴结
（被被膜包裹）

食管　　　　迷走神经　　　前方的透明胸膜
　　　　　　　　　　　　　（只剩下一层膜）

图Ⅳ-3-33　　食管的剥离

- 将右肺下叶向颅侧背面展开。助手将横膈向尾侧、将下腔静脉向腹侧挤压，向腹侧对肺韧带施加压力。术者用左手持住右肺下叶的边缘，将其向颅侧牵引。尽可能将腹侧和背侧的边缘一起持住进行牵引。此时，若握持的位置离肺韧带太近或太远，都不能得到良好的术野。

- 肺韧带最末端有血管，应用别针卡住（**图Ⅳ-3-34**）。

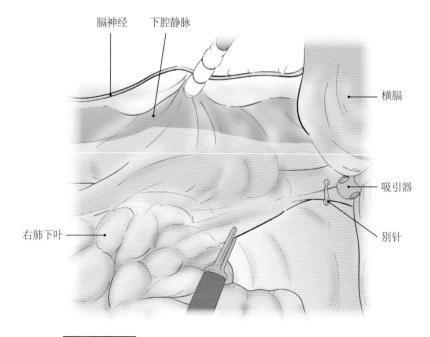

膈神经　下腔静脉

横膈

吸引器

右肺下叶

别针

图Ⅳ-3-34　　肺韧带最末端的处理

- 使用螺旋形电刀将肺韧带腹侧的胸膜从尾侧到颅侧切开，暴露下腔静脉（图Ⅳ-3-35）。
- 向颅侧进行心包的剥离。随着向颅侧前进，右肺下叶逐渐遮挡术野，助手可将右肺下叶向颅侧上举并展开。
- 到达右下肺静脉尾侧时，用组织剪将右下肺静脉尾侧和腹侧的血管鞘剥离（图Ⅳ-3-36）。

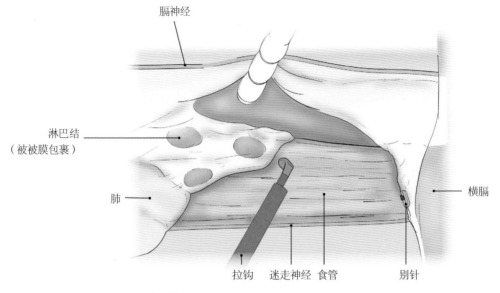

图Ⅳ-3-35 暴露下腔静脉

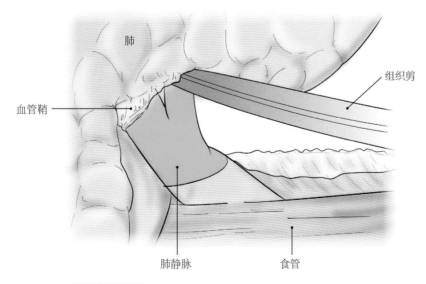

图Ⅳ-3-36 右下肺静脉的剥离

左侧肺韧带的清扫

● 助手将肺向腹侧展开。用电刀沿着迷走神经切开纵隔胸膜，将迷走神经及食管的剥离向尾侧推进（**图Ⅳ-3-37**）。由于食管壁上有丰富的血管，所以应将其适当用电刀切离，出血时要仔细止血。随着向尾侧的推进，可见迷走神经一边分支一边向腹侧走行，因此要注意，不要将其错误地切断。

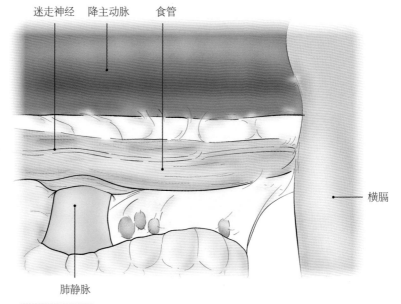

迷走神经　降主动脉　食管

横膈

肺静脉

图Ⅳ-3-37　背侧胸膜的切开

● 助手把肺向背侧展开。用电刀从静脉间向尾侧切开肺门腹侧的胸膜。由于心脏会遮挡一部分术野，可用左手牵引心包展开（**图Ⅳ-3-38**）。
● 助手将左肺下叶向颅侧腹面展开，保护着心脏并向腹侧挤压。术者用左手持住左肺下叶的边缘并向颅侧牵引。如果可以，将腹侧和背侧的边缘一起持住并牵引。此时，若握持的位置离肺韧带太近或太远，都得不到良好的术野。
● 肺韧带最尾侧有很多血管，应用别针卡住。
● 将心包和食管的剥离向颅侧推进。用螺旋形电刀在心脏和降主动脉间

手术要点	为防止手术时发生误伤，电刀的前端要始终放在心脏和降主动脉正中，剥离心脏侧时将肺向背侧牵引，剥离主动脉侧时将肺向腹侧牵引。

狭窄的空间内进行剥离（图Ⅳ-3-39）。

● 到达左下肺静脉的尾侧后，用组织剪将左下肺静脉尾侧和腹侧的血管鞘剥离出来。

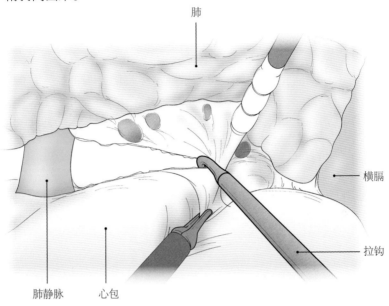

肺

横膈

拉钩

肺静脉　心包

图Ⅳ-3-38　腹侧胸膜的切开

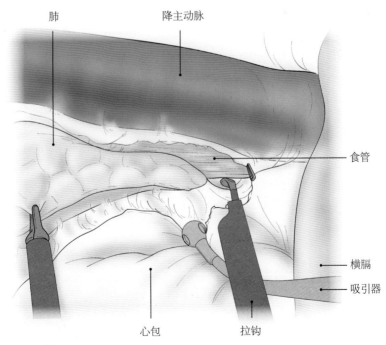

肺　　　降主动脉

食管

横膈

吸引器

心包　　拉钩

图Ⅳ-3-39　心包和食管的剥离

3.8 左上纵隔（包括 No.5 和 No.6 淋巴结）的清扫

癌研有明医院呼吸系统外科　文　敏景

　　左上纵隔清扫的范围比较容易确定。腹侧为膈神经，背侧为迷走神经，颅侧为主动脉上缘，尾侧为肺动脉上缘。由于左下叶肺癌很少发生跳跃转移，所以不要省略No.5和No.6淋巴结的清扫。清扫No.4L～No.10淋巴结之前，也可能需要连续清扫。

手术步骤

1 沿着膈神经进行剥离　　　　　**3** No.6淋巴结上缘的切断

2 沿着迷走神经进行剥离　　　　**4** 肺动脉上缘的剥离

手术方法

1 沿着膈神经进行剥离

● 沿着膈神经，从上肺静脉下缘切开胸膜，到主动脉上缘的高度为止。

● 术者用左手持钳，将切开的胸膜向腹侧牵引，在膈神经背侧到达心外膜，一直剥离到主动脉上缘。在颅侧，可通过纵隔组织确认静脉分支，将它们用别针夹住或用手术器械切断（图Ⅳ-3-40①）。

● 膈神经的腹侧通过脂肪组织与胸腺相连，通常可以确认淋巴结，但大多数不需要清扫。

● 助手将待清扫组织牵引到背侧，使心包剥离向背侧推进。心包和主动脉的钵状区域内有血管，可用手术器械进行适当处理。到达动脉韧带的腹侧时，由于靠近喉返神经，从腹侧剥离心包的损伤到此为止（图Ⅳ-3-40②）。

2 沿着迷走神经进行剥离

● 沿着迷走神经切开胸膜到主动脉上缘的高度，与步骤**1**中的切断线连接。在迷走神经的腹侧，大多可以确认颅侧附近的喉返神经左肺上叶支，注意不要使其受损。在迷走神经的腹侧不能确认喉返神经时，可以通过在神经背侧剥离其与主动脉之间的部分来确认。

● 在迷走神经的腹侧到达主动脉壁，保留该层，一直剥离到颅侧。偶尔会有迷走神经的纵隔支出现，应适当地将它们分开（图Ⅳ-3-41①）。

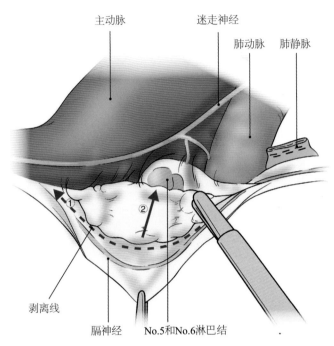

图Ⅳ-3-40　沿着膈神经的剥离（①）和心包的剥离（②）

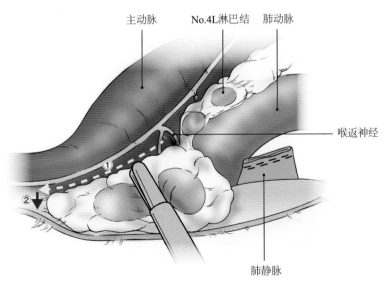

图Ⅳ-3-41　沿着迷走神经的剥离（①）以及 No.6 淋巴结上缘的切断（②）

3 No.6 淋巴结上缘的切断

- 将主动脉上缘夹在膈神经与迷走神经之间的部分作为清扫范围的上端。之前剥离了膈静脉的左锁骨上静脉的流入端，但大部分情况下，这里没有淋巴结，可以不确认静脉的血管壁（图Ⅳ-3-41②）。
- 一边夹住上端的待清扫组织，一边向尾侧推进心包的剥离。

4 肺动脉上缘的剥离

- 将左上肺静脉腹侧的脂肪组织与心包分离，并将其包含在待清扫组织内。
- 从心包开始剥离，至肺动脉上缘，剥离背侧时注意识别动脉韧带。
- 如果可以确认动脉韧带，大多数情况下可以确认喉返神经的上升支，其与No.4L淋巴结连接时，需要进行左主支气管外侧的连续清扫。当动脉韧带与No.4L淋巴结间有空隙时，应将支气管动脉夹闭后切断，只切除No.5和No.6淋巴结（图Ⅳ-3-42）。

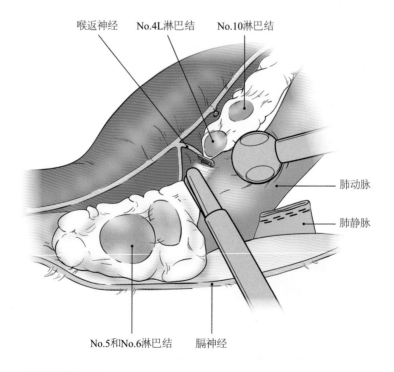

喉返神经　　No.4L淋巴结　　No.10淋巴结

肺动脉

肺静脉

No.5和No.6淋巴结　　膈神经

图Ⅳ-3-42　　肺动脉上缘的剥离

3.9 左主支气管外侧（No.10 外至 No.4L 淋巴结）的连续清扫

癌研有明医院呼吸系统外科　**中尾将之**

手术步骤

1 确认动脉韧带，钝性剥离肺动脉

2 确认喉返神经的走行，牵引迷走神经的分支

3 暴露食管前壁和左主支气管

4 No.10外淋巴结末端的处理

5 沿主支气管外侧进行清扫

6 No.4L淋巴结背侧的清扫

7 No.4L淋巴结腹侧的清扫

手术方法

1 **确认动脉韧带，钝性剥离肺动脉**

- 在进行左上纵隔清扫（参见本书Ⅳ.3.8）之前，确认露出动脉韧带的位置。

- 夹住左肺动脉的血管鞘（如果在切除左肺上叶后，被纵向切开的血管鞘的背侧还残留着一半），钝性分离肺动脉。

- 中枢侧剥离到血管鞘和动脉韧带连接的地方，末端侧剥离到A6分支的高度。

2 **确认喉返神经的走行，牵引迷走神经的分支**（图Ⅳ-3-43）

- 识别从迷走神经分支出的喉返神经。

- 原则上，离动脉韧带最近的神经分支是喉返神经。如果很快能确定，就直接沿着喉返神经进行剥离，直到进入动脉韧带内侧。

- 通常，在喉返神经的周围有1～2支来自迷走神经的分支（左肺上叶支和纵隔支）。如果从尾侧依次处理这些神经，就能到达喉返神经。追踪至它们从迷走神经各自分支后的1.5～2 cm处，如果能够确认其没有向动脉韧带内侧（大多是向肺动脉斜尾侧）走行，即使无法确认里面的喉返神经也可以切断。

- 将该分支的中枢侧结扎（注意不要将结扎线缠绕在迷走神经的主干上），牵引到体外（从摄像头切口的肋间颅侧）。这种牵引会使喉返神经产生适度的紧张，使其容易从周围组织中被剥离出来。

3 暴露食管前壁和左主支气管（图Ⅳ-3-44）

● 用剪刀处理来自迷走神经背侧的支气管动脉，露出食管前壁以及食管与左主支气管的夹角。

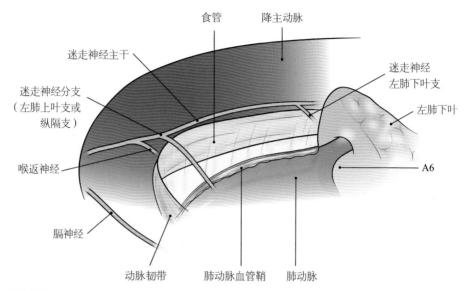

图Ⅳ-3-43 肺动脉血管鞘的剥离

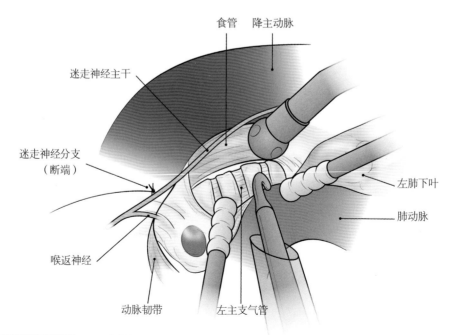

图Ⅳ-3-44 暴露食管前壁和左主支气管

4 No.10 外淋巴结末端的处理（图Ⅳ-3-45）

- 步骤 **1** 中的操作将血管鞘剥离至A6水平，因此左肺动脉的背侧可以确认迷走神经上叶支断端。夹住迷走神经上叶支背侧的支气管动脉的结扎线，将其剥离到背侧。像摩擦支气管壁一样用梅岑鲍姆剪进行锐性剥离。

- 对于A6背侧的淋巴结，以迷走神经下叶肺段的高度为标志，清扫颅侧的淋巴结（保存左肺下叶肺段）（图Ⅳ-3-45①）。将下行的支气管动脉在A6颅侧结扎。

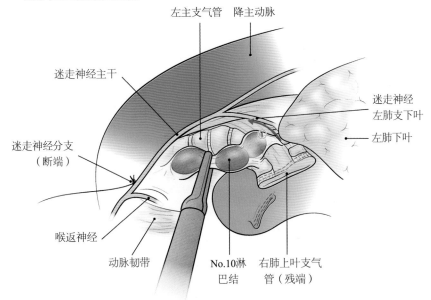

左主支气管　降主动脉

迷走神经主干

迷走神经
左肺支下叶

左肺下叶

迷走神经分支
（断端）

喉返神经

动脉韧带

No.10淋巴结

右肺上叶支气管（残端）

图Ⅳ-3-45　No.10 外淋巴结末端的处理

5 沿主支气管外侧进行清扫（图Ⅳ-3-46）

- 夹住支气管动脉的结扎线，将其与支气管鞘一起用组织钳剥离，同时沿着主支气管向中枢侧前行。背侧的食管壁已经显露，因此通过该操作，气管、支气管的背侧和食管壁之间的夹角显露了出来。

- 保留腹侧剥离的肺动脉血管鞘和支气管鞘结合部的膜样结构。该膜样结构尾侧可以进行锐性分离（图Ⅳ-3-46①）。颅侧有支气管动脉走行，所以可以一边夹闭一边切离（图Ⅳ-3-46②）。

6 No.4L 淋巴结背侧的清扫（图Ⅳ-3-47）

- No.4L淋巴结的清扫分为喉返神经背侧的清扫和喉返神经腹侧的清扫。沿着主支气管背侧剥离至喉返神经的颅侧（气管水平），从背侧和颅侧开始清扫，一直往下剥离至腹侧和尾侧。这附近有多条支气管动脉走行。一旦发生出血，术野会变得不清晰，止血操作可能导致喉返神经麻痹。对于条索状组织，需要反复地夹上血管夹。

● 在喉返神经尾侧，以肺动脉上缘与气管相接处为终点，进行No.4L淋巴结背侧的清扫。

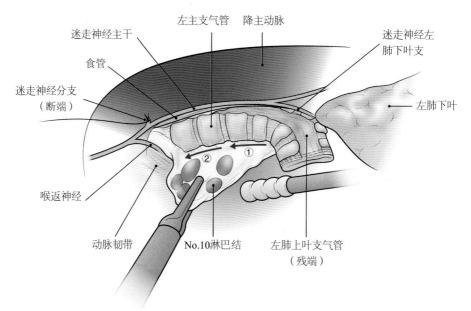

图Ⅳ-3-46　沿着主支气管外侧的清扫

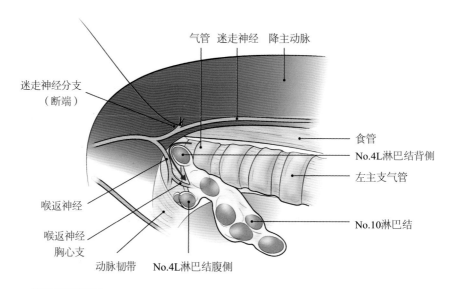

图Ⅳ-3-47　No.4L 淋巴结背侧的清扫

7 No.4L 淋巴结腹侧的清扫（图Ⅳ-3-48）

● 在喉返神经腹侧、动脉韧带内侧有淋巴结的情况下，将其看作No.4L
淋巴结腹侧的组织，对其进行清扫。清扫这个区域时，需追踪至喉返
神经的更远端。通过结扎喉返神经的分支（胸心支）并将其牵引至体
外，以给予喉返神经末端适当的压力，使其能够与淋巴结剥离开。目
前还没有发现这种牵引导致喉返神经麻痹的病例。

● 首先从喉返神经上剥离淋巴结，接着从动脉韧带开始剥离。在动脉韧
带的腹侧，将其与肺动脉血管鞘间的边界附近作为清扫的终点。清扫
的程度由动脉韧带顶部的暴露程度决定。

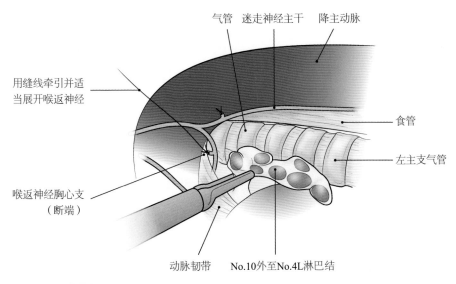

气管　迷走神经主干　降主动脉

用缝线牵引并适
当展开喉返神经

食管

左主支气管

喉返神经胸心支
（断端）

动脉韧带　　No.10外至No.4L淋巴结

图Ⅳ-3-48　No.4L 淋巴结腹侧的清扫

3.10 左下叶肺癌支气管分叉部的清扫

癌研有明医院呼吸系统外科　　**中尾将之**

手术步骤

1 牵引左肺下叶支气管和下肺静脉断端，展开术野

2 剥离食管正面

3 剥离右侧迷走神经和胸膜，识别右主支气管

4 剥离支气管分叉部背侧

5 确定支气管分叉部右侧末端

6 从心包开始剥离

7 沿左主支气管剥离

8 继续剥离心包

9 支气管分叉部顶端的处理

手术方法

1 **牵引左肺下叶支气管和下肺静脉断端，展开术野**（图Ⅳ-3-49）

- 以左肺下叶切除术中的分叉部清扫为前提进行说明。进行肺门清扫，左肺下叶支气管呈全部剥离的状态。

- 在左肺下叶支气管上缠上棉带，留出2~3 cm的空间，用剪刀切断后用4-0缝线缝合。

- 从体外（术者左手端肋间隙的颅侧）引导缝线，将4-0缝线牵引至体外。为了使支气管分叉部展开，在适度牵引的状态下固定住体外的线，将左肺下叶旋转到这条棉带的颅侧。

- 在切离左下肺静脉前先结扎中枢侧。将该结扎线与体外（从术者右手端第2肋间尾侧）引导的线连接，牵引到体外。目的是通过下肺静脉对心包施加轻微的压力。不需要过度施加压力，以体外的线可轻轻悬挂文氏钳为度。

2 **剥离食管正面**

- 切开背侧胸膜，确认到达迷走神经。左手使用托槽将待清扫组织背侧往前轻轻牵引，使食管正面暴露出来，然后逐渐剥离。在剥离时，不是剥离至食管的肌层完全暴露，而是在食管侧保留薄层结缔组织的层

次进行剥离。

- 剥离范围的颅侧是支气管分叉部（通过牵引的左主支气管进行推测），尾侧为左下肺静脉（向不必要的颅侧剥离会导致支气管缺血）。对于从食管通向待清扫组织的细血管，可及时夹闭、止血。

3 **剥离右侧迷走神经和胸膜，识别右主支气管（图Ⅳ-3-50）**

- 把肌钩挂在食管前壁上，向背侧牵引。注意不要使肌钩的边缘碰到降主动脉。
- 如果沿着食管前壁广泛而浅地进行剥离（图Ⅳ-3-50①），就能识别右侧迷走神经和胸膜（透过胸膜可以看到右肺）（图Ⅳ-3-50②）。为了避免迷走神经及胸膜的损伤，应在其腹侧与待清扫组织背侧之间谨慎剥离。随着剥离的推进，及时将肌钩重新向里扣，并向背侧挤压右肺。
- 将距分叉部顶端约2 cm的尾侧作为标记，提示已到达右主支气管。切开右主支气管的支气管鞘，暴露管壁。

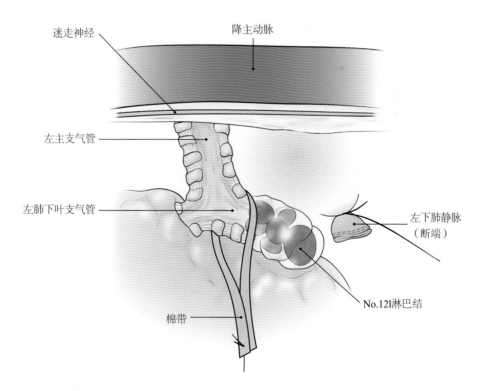

迷走神经　　　降主动脉

左主支气管

左肺下叶支气管

左下肺静脉（断端）

No.12l淋巴结

棉带

图Ⅳ-3-49　牵引左肺下叶支气管和左下肺静脉断端，展开术野

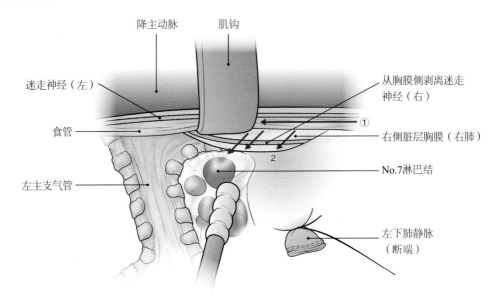

图Ⅳ-3-50　剥离右侧迷走神经和胸膜

4 剥离支气管分叉部背侧（图Ⅳ-3-51）

● 沿着支气管壁的内侧到达支气管分叉部的顶端，从那里切开左主支气管的气管鞘。将从背侧向支气管分叉部顶端走行的较粗的支气管动脉切断。

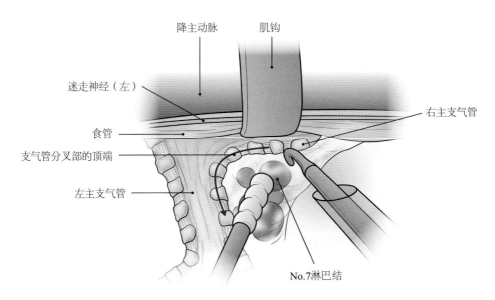

图Ⅳ-3-51　支气管分叉部背侧的剥离

5 确定支气管分叉部右侧末端（图IV-3-52）

● 沿着右主支气管，向前剥离其与待清扫组织之间的部分，剥离至心包。在左下肺静脉断端附近暴露心包，剥离待清扫组织右侧的末端。

● 将No.7淋巴结右侧末端与支气管动脉一起切断。为了使右主支气管内侧和心包之间的夹角直接显露出来，将待清扫组织向支气管分叉部顶端剥开。此时，剥离应停留在分叉部顶端稍向前的位置。

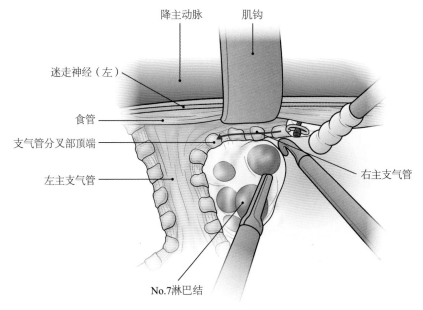

图IV-3-52 支气管分叉部右侧末端的确认

6 从心包开始剥离（图IV-3-53）

● 沿着在下肺静脉断端头侧暴露的心包层，朝头部剥离待清扫组织和心包之间的区域，剥离至相当于左主支气管水平的程度。

7 沿左主支气管剥离（图IV-3-54）

● 将在肺门淋巴结清扫中，已确认了的No.121淋巴结和已切断的支气管动脉的结扎线，作为支气管分叉部清扫范围的左侧末端。用左手握住结扎线，向尾侧牵引，用梅岑鲍姆剪将支气管动脉从左主支气管上锐性剥离。

● 如果与心包剥离得不充分，则应及时补救，同时确认支气管与心包相连的边角处无淋巴结残余，将该角暴露出来，继续向顶端进行清扫。

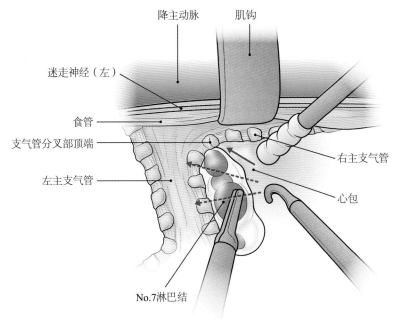

降主动脉　肌钩

迷走神经（左）

食管

支气管分叉部顶端

左主支气管

右主支气管

心包

No.7淋巴结

图Ⅳ-3-53　从心包开始剥离

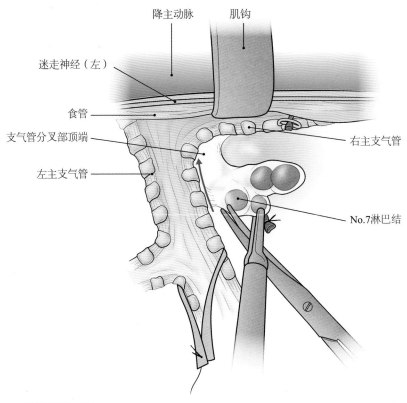

降主动脉　肌钩

迷走神经（左）

食管

支气管分叉部顶端

左主支气管

右主支气管

No.7淋巴结

图Ⅳ-3-54　沿左主支气管剥离

8 继续剥离心包

● 向颅侧继续剥离心包，剥离到超过支气管分叉部顶端的位置为止。将从尾侧剥离出来的待清扫组织向颅侧展开，继续剥离。

9 支气管分叉部顶端的处理（图Ⅳ-3-55）

● 从支气管分叉部顶端开始剥离待清扫组织的顶部和从腹侧向下走行的支气管动脉。结合步骤**8**的操作，在理想状态下，使待清扫组织分别从心包和支气管分叉部游离，仅靠近腹侧向下走行的支气管动脉处于紧张状态。

● 将血管夹送至分叉部顶端的腹侧，在淋巴结的颅侧切断从腹侧向下走行的支气管动脉，切除淋巴结。

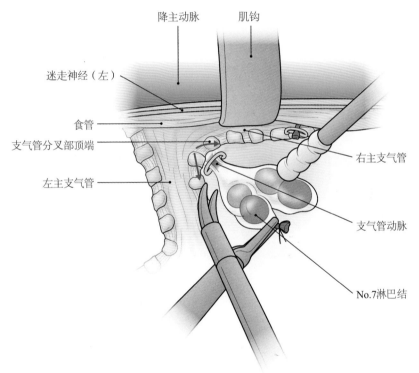

图Ⅳ-3-55　支气管分叉部顶端的处理

3.11 左侧肺癌支气管分叉部的清扫（前方入路）

癌研有明医院呼吸系统外科　**文　敏景**

左肺舌叶原发肺癌与右肺中叶原发肺癌的治疗，都需要进行上纵隔和支气管分叉部的清扫。与左肺下叶切除术不同，进行左肺上叶切除术时，由于从主支气管侧壁到前壁进行清扫，故从背侧进行分叉部清扫时，左主支气管将被剥离，留下腹侧与心包接触，需要当心术后支气管残端缺血。因此，左肺舌叶原发肺癌中支气管分叉部的清扫应从前方进行，避免食管和主支气管之间的剥离，努力维持支气管残端血流。通过牵引左肺上叶支气管背侧和左上肺静脉断端来展开术野。

手术步骤

1 食管背侧的剥离

2 沿着心包进行剥离

3 主支气管周围的剥离

4 确认支气管分叉部淋巴结清扫的对侧下缘

5 从前方剥离食管

6 沿着左主支气管进行剥离

7 支气管分叉部顶端的处理

手术方法

1 食管背侧的剥离

- 从前方对支气管分叉部进行清扫时，难以从前方确认食管和迷走神经。因此，左肺上叶支气管周围的剥离结束后，可让助手将左肺下叶向腹侧展开，从背侧剥离左下肺静脉上缘、左肺下叶支气管壁、食管和迷走神经。在这里，将分叉部淋巴结的左侧下端和No.121淋巴结之间的组织进行结扎切断（图Ⅳ-3-56）。

- 在保留左肺下叶支气管下缘的支气管动脉的同时，尽可能地将食管和待清扫组织之间的部分剥离到颅侧（不要剥离食管和左主支气管之间）。

2 沿着心包进行剥离

- 将左上肺静脉断端的中枢侧结扎后向腹侧牵引，将左肺上叶支气管进行全周性剥离后用棉带向背侧牵引以展开术野。助手用肌钩牵引待清扫组织。术者左手一边挤压心包，一边用手术刀将待清扫组织与心包剥离（图Ⅳ-3-57）。

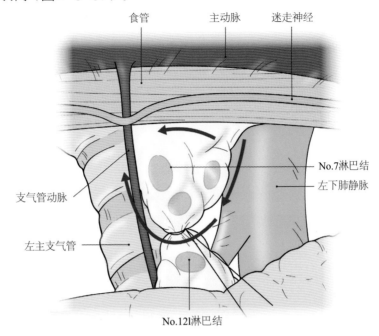

图Ⅳ-3-56　食管背侧的剥离

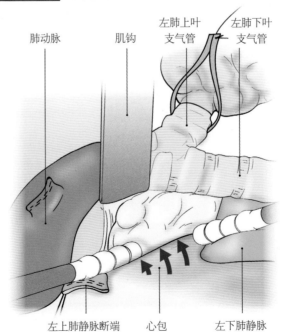

图Ⅳ-3-57　沿着心包进行剥离

- 在腹侧，左下肺静脉上缘若有淋巴结，则将其作为分叉部清扫的腹侧末端一起剥离。

3 主支气管周围的剥离

- 适当使肌钩深入，展开待清扫组织，到达右主支气管。此时，钩形的电刀是有用的（其尖端弯曲容易对准剥离的方向连接吸引管，术野不会变暗）。
- 用电刀切开右主支气管的支气管鞘，然后剥离至分叉部顶端。在左主支气管上也进行同样的剥离，确认分叉部淋巴结的全貌（**图Ⅳ-3-58①**）。
- 将切开的支气管鞘向食管方向（背侧）剥离。由于支气管动脉从腹侧流入支气管分叉部顶端，适时将其夹闭后切断（**图Ⅳ-3-58②**）。

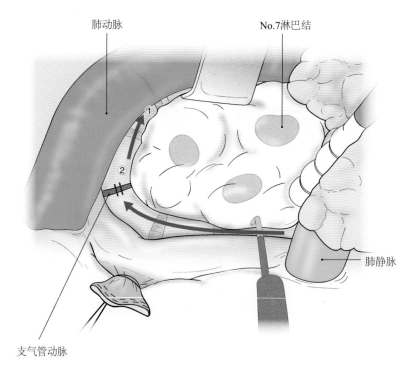

肺动脉　　　　　　　　　　　　　　No.7淋巴结

肺静脉

支气管动脉

图Ⅳ-3-58　主支气管周围的剥离

4 确认支气管分叉部淋巴结清扫的对侧下缘

- 将右主支气管的支气管鞘在末端切开，将对侧左下肺静脉的上升处附近设定为对侧淋巴结的清扫范围下缘，将其夹闭后切断（**图Ⅳ-3-59**）。

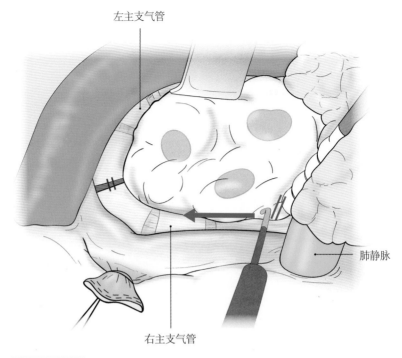

左主支气管

肺静脉

右主支气管

图Ⅳ-3-59　对侧淋巴结下缘的切断

5 从前方剥离食管

● 将待清扫组织向腹侧牵引，使其与步骤 **1** 进行的背侧剥离层连续，并进行剥离，直至超过分叉部颅侧为止，以免损伤迷走神经和食管。若有小血管从食管汇入，应适时将其切断。

6 沿着左主支气管进行剥离

● 一边确认支气管分叉部左侧的腹侧下端和背侧下端的结扎线，一边从末端向顶端剥离左主支气管（**图Ⅳ-3-60**）。

7 支气管分叉部顶端的处理

● 向顶端剥离两侧的主支气管，最后将食管侧的条索状物在夹闭后切断，最终完成支气管分叉部的清扫（**图Ⅳ-3-61**）。

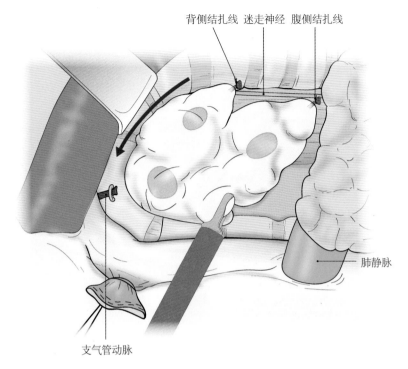

背侧结扎线　迷走神经　腹侧结扎线

肺静脉

支气管动脉

图Ⅳ-3-60　沿着左主支气管进行剥离

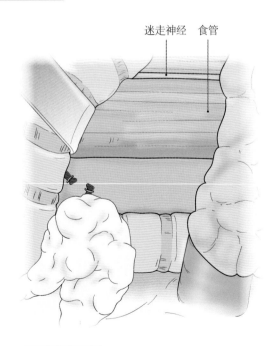

迷走神经　食管

图Ⅳ-3-61　支气管分叉部顶端的剥离

后记

　　本系列丛书已经出版了《食管癌》《胃癌》《肝癌》《胰腺癌及胆管癌》《结直肠癌》，《肺癌》是本系列丛书的最后一本。很多著名的医生是由一名普通的住院医师成长起来的，其同伴在新的地方又与新的同伴一起切磋钻研，创立了自己的新风格。笔者认为，在学术会议或交流会上探讨关于手术的想法和技巧、共享彼此的智慧和技术，这对患者是有好处的。手术绝不能仅凭术者的眼睛来观察，还需要值得信赖的同伴的眼睛。

奥村　荣

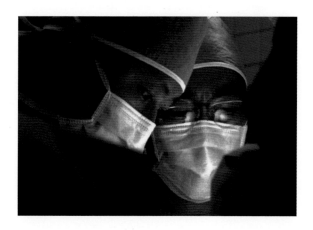

癌症标准手术图解系列图书

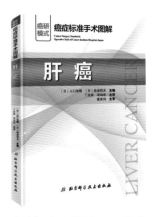

癌症标准手术图解——肝癌

定价：148元

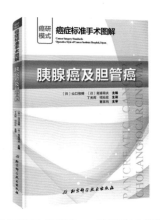

癌症标准手术图解——胰腺癌及胆管癌

定价：168元

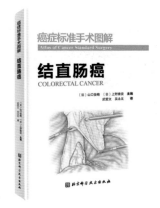

癌症标准手术图解——结直肠癌

定价：148元

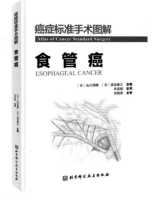

癌症标准手术图解——食管癌

定价：148元

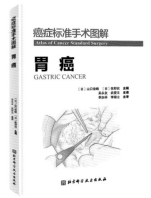

癌症标准手术图解——胃癌

定价：148元

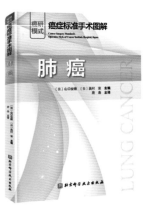

癌症标准手术图解——肺癌

定价：180元